名医教你育儿防病丛书

总主编　陈永辉

扫一扫，加入中医育儿圈

小儿抽动症

主　编　吴力群

副主编　黄　莹　毛　改

编　委　吴力群　卫　利　黄　莹　毛　改
　　　　黄　斌　黄　浩

U0307888

中国中医药出版社
·北　京·

图书在版编目（CIP）数据

小儿抽动症 / 吴力群主编 . —北京：中国中医药出版社，2019.3（2023.8重印）
（名医教你育儿防病丛书）

ISBN 978 - 7 - 5132 - 4823 - 5

Ⅰ . ①小… Ⅱ . ①吴… Ⅲ . ①小儿疾病—神经系统疾病—防治
Ⅳ . ① R748

中国版本图书馆 CIP 数据核字（2018）第 052789 号

中国中医药出版社出版

北京经济技术开发区科创十三街 31 号院二区 8 号楼
邮政编码　100176
传真　010-64405721
万卷书坊印刷（天津）有限公司印刷
各地新华书店经销

开本 710×1000　1/16　印张 12.25　字数 161 千字
2019 年 3 月第 1 版　2023 年 8 月第 5 次印刷
书号　ISBN 978 - 7 - 5132 - 4823 - 5

定价 49.00 元
网址　www.cptcm.com

服 务 热 线　010-64405510
购 书 热 线　010-89535836
维 权 打 假　010-64405753

微信服务号　zgzyycbs
微商城网址　https://kdt.im/LIdUGr
官 方 微 博　http://e.weibo.com/cptcm
天猫旗舰店网址　https://zgzyycbs.tmall.com

《名医教你育儿防病丛书》
编委会

PREFACE

作为一名儿科医生，三十余年来我致力于儿科疾病的临床实践，亲眼目睹了许多家长面对生病宝宝的束手无策以及"病急乱投医"的做法，导致宝宝病情无改善甚至加重，最终贻误病情，令人痛心！每当这个时候，我就会萌生这样的想法：将家长培养成孩子的第一任保健医生——在日常生活中能科学育儿，积极预防疾病的发生；一旦宝宝病了，能明白是怎么回事，能简单处理，减轻孩子的痛苦，减少去医院的次数，避免过多地服用药物和过度医疗。

现阶段，"就医难，看病贵"的情况仍然存在，尤其儿科，有限的医疗资源不能满足广大患者的需求，使小儿就医显得更加困难。培养爸爸妈妈成为宝宝的家庭保健医生是一件必要且十分有意义的事情。但这需要家长付出十分的用心，相信每位爸爸妈妈都愿意并乐意为宝宝"用心"。

孟母育儿，曾三迁，我们育儿，无须周折，只要您每天用心学习一点点，宝宝就可少受病痛折磨，少去医院，少服药物。这就是我们编写此套丛书的初衷，从一个家庭保健医生的角度出发，使家长们认识了解常见的儿童疾病，掌握简单的家庭调养方法，更好地呵护生病的宝宝，预防疾病的发生。

　　愿此套丛书能帮助更多的家长科学育儿，使更多的宝宝开心健康成长。

陈永辉

2018 年 1 月 1 日

INTRODUCTION

多发性抽动症常见于 10 岁以前的学龄儿童，目前患病率达到 0.1%～3%，男性多于女性，近年来患病率有增高的趋势。本病主要表现为患儿不自主运动及注意力不集中，随着身体的发育和年龄的增长，这些情况会得到改善。但该病对患儿的心理危害是显而易见的，在学校他们常被看作是思想品德差的学生，屡次遭到老师的批评和惩罚；在家里父母不了解孩子的病情，常常因孩子感到头痛和无奈，往往对其批评教育，甚至打骂孩子；在同学、亲友中，他们常常受到排挤、嘲笑、疏远。久而久之，孩子的自尊心受到严重的伤害，促使孩子更加焦虑，烦躁，抽动症状更加严重。

家长不能忽视该病的严重性，从小的方面来说，可能影响孩子的学习和家庭将来的幸福；从大的方面来讲，也将影响国家未来的发展。多发性抽动症千万不能忽视，家长一定要引起重视。家长应在儿童抽动症初期，患儿病症不明显时就对这个疾病进行治疗，不要等到病情加重才想要治疗。家长对疾病要早发现，早诊断，早治疗。

本书以问答的形式详细介绍了多发性抽动症的概念、病因病机、临床表现、中西医治疗方法、饮食调养、家庭护理等患儿家长所关心的问题，内容丰富，通俗易懂，较为系统全面。本书是根据作者多年的临床经验，再结合儿童家长的需求为家长提供的一本医学书籍。家长在家可以根据自己孩子的日常生活表现及早发现孩子的病情，及时带孩子就诊治疗，及时调整孩子的饮食，同时家长和老师也及时调整教育方法。

本书在编写过程中参阅并引用了许多相关著作及文章，恕未予以一一注明，谨向原作者致以衷心的谢忱。由于作者水平所限，书中错误、疏漏之处在所难免，敬请各位同仁及广大读者提出宝贵意见。

吴力群

2018 年 9 月

目 录

CONTENTS

NO.4 多发性抽动症的最新中西医治疗方法

NO.5
孩子得了抽动症，父母是最好的保健医生

NO.6
药食同源，应该给孩子这样吃

NO.7
预防、养护与康复

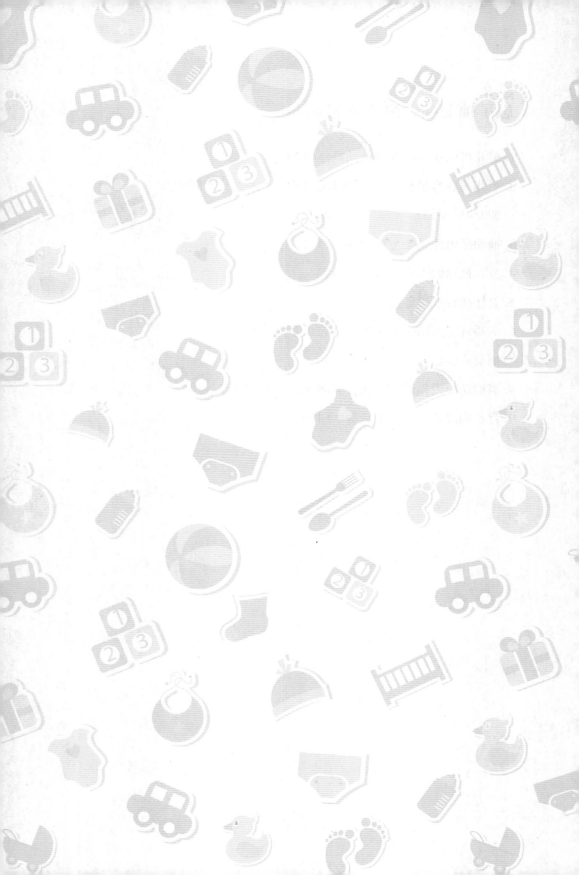

NO.1

你了解多发性抽动症吗

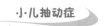

多发性抽动症（multiple tice，MT），曾称抽动 – 秽语综合征（Tourette Syndrome，TS），现称发声与多种运动联合抽动障碍，是一种复杂的慢性神经精神障碍性疾病。多发性抽动症是一种遗传性神经性疾病，在我国发病有逐年上升的趋势。TS 主要表现为抽动，不随意和无法控制地发声和动作。通常幼年发病，近一半患儿抽动延续至成年。因其病因和发病机制目前未完全阐明，临床尚无特效治疗方法，而且 TS 反复发作，时轻时重，会给患儿及其家庭带来沉重的心理、经济负担，严重影响了他们的生活质量。

1 揭开儿童多发性抽动症的真相

东东今年 9 岁，是小学四年级的学生。近一段时间他会不分时间、地点地大喊一声，且自己无法控制。起初，父母、老师和同学以为东东是在搞恶作剧，没少对他进行批评和教育，东东也尽量控制这种发声的行为，但是很难，东东总感觉他的身体里好像有一座大火山要喷发，每当这种感觉来临时，东东就会大声喊叫。这种情况也妨碍了他的睡眠，大部分时候，东东晚上安眠时间不足 5 个小时。东东的父母逐渐意识到这是种不正常的状况，准备寻求医师的帮助。

像东东这种情况的孩子并不少见，其实这就是一个多发性抽动症患儿的典型表现。小儿多发性抽动症是儿童时期发病的一种慢性神经精神障碍性疾病，主要表现为多种运动性抽动，伴有一种或多种发声性抽动。通常 2～21 岁起病，平均发病年龄为 5～7 岁，12 岁左右为发病高峰，之后病情趋向减轻。相关文献报道，发声性抽动一般迟于运动性抽动，通常于 11 岁左右起病。TS 常常伴有不同程度的注意缺陷多动障碍（ADHD）、强迫障碍（OCD）、学习障碍等行为问题，严重影响了患儿的生活质量。该病已引起了家长、老师、医务人员及全社会的广泛关注，是一种人们高度关注的公共卫生问题。

2 多发性抽动症的历史由来

1825 年，法国学者 Jean-Marc Itard 报道了法国一位贵妇人 Marquise de Dampierre 出现持续的身体抽动，发声，甚至秽语。1885 年，法国神经病学家 Georges Albert Édouard Brutus Gilles de la Tourette 对 9 个类似患者进行了系统描述，他们主要表现为不随意抽动、秽语、重复言语及动作，这些是典型多发性抽动症的表现，后来人们就以这位科学家的名字命名该病为 "Tourette syndrome"，简称 TS。

在 20 世纪的大部分书籍中，多发性抽动症一直被记载在精神疾病中，近 50 年来，由于逐渐证明了药物的功效及遗传等生物学因素的存在，才将多发性抽动症载入神经运动性疾病中。然而本病既有运动障碍，又有行为障碍，所以应当说是一种神经精神性疾病。

3 多发性抽动症的概念

多发性抽动症又称儿童抽动 – 秽语综合征，是一种复杂的慢性神经精神障碍性疾病，以某种形式的重复、快速以及不随意的非节律运动和（或）突发性、无明显的发声抽动为特点。这是一种好发于儿童、青少年的精神、行为障碍性疾病，随着社会的发展，本病发病呈逐渐增加的趋势。本病的发生与多种因素有关，特别是与环境因素、心理因素以及神经递质失衡等密切相关。多发性抽动症是由多种因素在儿童发育过程中相互作用而引起的一种综合征。这种抽动不能自我克制，但在短时间内可受意志控制，且抽动症状可随患儿精神紧张而加重，在睡眠时减轻或消失，通常伴有冲动、多动、强迫、焦虑、抑郁等情绪和行为障碍。本病严重影响儿童学习、生活和社会活动，给家庭、学校、社会带来不良影响，直接影响社会生活质量。

本病发病率为 0.1% ～ 3%，多伴随精神行为异常、注意力及记忆缺陷等认知问题。随着社会的发展、饮食结构的改变以及生活节奏的加快，近年来多发性抽动症的发病率呈逐年上升趋势。

4 多发性抽动症的诊断标准

美国《精神疾病诊断与统计手册》（第 4 版）修订本（DSM-Ⅳ）有关多发性抽动症的诊断标准如下：

a. 具有多种运动性抽动及一种或多种发声性抽动，有时不一定在同一时间出现，所致的抽动为突然的、快速的、反复性的、非节律性、刻板的动作或发声。

b. 抽动每天发作多次，通常为一阵阵发作，病情持续时间或间断发作已超过一年，其无抽动间歇期连续不超过 3 个月。

c. 上述症状引起明显的不安，显著地影响社交、就业和其他重要领域的活动。

d. 发病于 18 岁前。

e. 上述症状不是直接由某些药物（如兴奋剂）或内科疾病（如亨廷顿舞蹈病或病毒感染后脑炎）引起。

5 儿童多发性抽动症的患病率如何？患病率受哪些因素影响

20 世纪 60 年代中期，全球报道的多发性抽动症案例不足 100 例，患病率很低，但是目前多发性抽动症的患病率达到 0.1%～3%，而且由于患儿的种族、地域、年龄、性别、疾病的严重程度、有无并发症及研究方法的不同，患病率会有所差异。

据报道，在美国门罗县，每 1 万名儿童中有 2.9 人患有 TS；在北达科他州，每 1 万名儿童中患 TS 的人数为 5.2 人；而在洛杉矶，这一数据高达 49 人。在法国，每 1 万名学龄儿童中有 23 人患有 TS。在亚洲，每 1 万名 16～17 岁以色列儿童中有 4.3 人患 TS。在英国，每 1 万名学龄儿童中就有 100 人受到过抽动的影响。而对于接受特殊教育的人群（例如学习困难、情感障碍、行为障碍人群），TS 的患病率可能会更高。随着对多发性抽动症认识的普及和深入，轻微的案例得到评估，没有损害患儿学习和社交能力的案例得到及时诊断，误诊、漏诊的案例逐渐减少，全球多发性抽动症的患病率呈现上升趋势。

6 儿童多发性抽动症的发病有性别差异吗

多发性抽动症的发病存在性别差异，多数情况下，男性患儿多于女性，男女发病率比为（3～4.3）：1。男孩比女孩更易患病，而且在同一个家族中，男性患儿多表现为抽动，而女性患儿常常表现为强迫冲动障碍。

7 儿童多发性抽动症的发病有年龄差异吗

多发性抽动症的起病年龄分布于 2～21 岁，平均发病年龄为 5～7 岁，90% 的患儿在 10 岁以前起病。发声性抽动平均起病年龄为 11 岁，比运动性抽动出现晚，秽语平均起病年龄为 13～14.5 岁，比简单发声性抽动出现得晚。21 岁后起病的抽动症被称为晚发性（成人）多发性抽动症。

8 儿童多发性抽动症的发病有种族、区域差异吗

儿童多发性抽动症的发病情况基本与患病率一样，因种族、地域的不同而表现出差异性。例如，非西班牙裔的白种人发病要高于西班牙裔的黑种人；撒哈拉以南的非洲黑种人罕有发生抽动症。

9 儿童多发性抽动症的发病规律如何

多发性抽动症首先表现出的病理症状为运动性抽动或发声性抽动，可先后出现或同时出现，一般以眼部、面部或头部的抽动为主，眨眼被认为是本病最常见的首发症状。本病症状常从面部开始，从上到下肌群逐渐受累，从面部抽动到颈、肩，再到躯干、四肢的抽动，可从简单运动性抽动发展为复杂运动性抽动。呈现这种规律的原因被认为缘于面部负责表达各种内心感情的表情活动。

多发性抽动症的抽动病理表现并不固定在一个部位，如运动性抽动的分布通常起始于头面部肌肉，可出现眨眼、搐鼻、扮鬼脸等动作。随

着病情的进展，抽动逐渐累及身体，出现耸肩、弯曲身体、手脚的抽动，新的症状可能代替旧的症状，或在原有症状基础上又有新的症状，一些症状可暂时或长期缓解，也可在一定条件下诱发或加重，抽动症状常受到患儿情绪和外界环境的影响从而发生变化。负面情绪可使抽动频率增加，强度增大，患儿情绪好、环境宽松时抽动症状减轻或缓解。

10 多发性抽动症儿童一定抽动吗

婉仪，女，现在 5 岁半了，从小到大都是一个内向安静的乖巧女孩。近 1 月来，不知怎么回事，她时常不自主地眨眼，清嗓子。起初，婉仪的父母以为是孩子眼睛和嗓子有炎症，带她到相应的专科医院诊治，医生给予眼药水、利咽药等药物对症治疗，可是婉仪的这些小动作并没有相应缓解或减轻。近 1 周来，婉仪受凉后又得了感冒，眨眼和清嗓的症状更频繁了，父母看在眼里，急在心上，四处打听类似症状到底是什么原因。后来在介绍抽动症的网站中看到有类似婉仪病情的介绍，才知道婉仪可能患有多发性抽动症。但父母不能理解，婉仪只是眨眨眼，吭吭几声，怎么能是抽动呢？

像婉仪父母这样想法的家长并不少见，那么小婉仪是否具有抽动症状，是否确定她就是患有多发性抽动症呢？要回答这些问题，首先要从什么是抽动说起。抽动是指突然、快速、反复、无节律地运动动作或喊叫样的发声，抽动的强度、频率、类型并不固定，而是处于不断变化中。根据发生抽动肌群的不同，患儿会呈现出不同的抽动表现。面部肌群抽动，患儿眉、眼、鼻、口等五官会出现各种各样的怪动作，例如皱眉、扬眉、眨眼、耸鼻、吸鼻、咧嘴、张嘴、努嘴、咂嘴、吐舌等，看上去仿佛孩子在做鬼脸；头颈部肌群抽动，会出现摇头、点头、甩头、扭脖等动作；咽喉部肌群抽动，患儿会出现反复清嗓、咳嗽、吐痰、喊叫，甚至会骂人、说脏话等；四肢躯干肌肉抽动，患儿则会表现出耸肩、鼓肚、甩手、跺脚、踢腿等幅度较大的动作。其实，抽动的复杂程度远非如此，上述仅是列举了单一肌群的抽动，如果患儿多处肌群发生抽动，那就会呈现出更复杂、更具有意义性的动作，伪装性将会大大增加。但是不管怎样，多发性抽动症儿童一定都具有抽动，只是由于抽动的表现形式、程度不同，而呈现出症状由轻重差异而已。

专家提醒：

多发性抽动症主要表现为运动性抽动、发声性抽动，抽动反复发作，其频率、强度、类型处在不断变化中。

11 儿童多发性抽动症有哪些危害

儿童抽动症对孩子的危害往往是综合性的，从小的层面看，可能影响孩子学习和家庭将来的幸福；从大的层面来讲，也将影响国家未来的发展。专家提醒患儿家长，抽动症千万不能忽视，家长一定要引起重视。家长应在儿童抽动症初期病症不明显时就对孩子进行治疗，不要等到病情加重，再想要治疗。家长对该病要早发现，早诊断，早治疗。

儿童多发性抽动症对患儿的心理危害是显而易见的，因为疾病的症状表现使患儿常常被同学嘲笑捉弄，久而久之，孩子容易形成自卑、孤僻的性格，甚至会对嘲笑者出现报复和敌视的心理，不利于患儿健康心理的成长，甚至导致孩子日后误入犯罪的歧途。

多发性抽动症会造成患儿出现继发性学习困难，影响孩子的学习成绩。北京天使儿童医院专家认为，抽动导致患儿不能将注意力集中在课本上，不能集中精力听老师讲课，致使学习成绩较差。同学的嘲笑歧视，让患儿不敢去上学，甚至出现厌学、逃学等。

儿童时期是孩子形成自我意识的关键时期，在这一阶段孩子会在与成人和同伴的交往过程中，形成对自身的某种看法及评价，如果在此期间经常受到家长的责骂、老师的批评和同学的嘲笑，会严重伤害患儿的身心发展。

儿童社会交往和人际交往范围会随年龄的增大而逐渐扩大，相关评估量表结果显示，如果患儿不能进行有效合理的治疗，尤其是不能控制抽动行为时，会对孩子与同学交往带来严重影响，患儿容易出现自卑、行为不成熟及品行纪律等问题，阻碍其正常的社会交往及人际关系。

综上所述，严重抽动以及情感障碍、多动、强迫、焦虑等共发病，干扰了患儿及其父母日常的学习、工作和生活，降低了他们的生活质量，使诊疗、相关特殊教育和职业培训等支出增加，加重了他们的经济负担。患儿在学校和幼儿园的表现，抽动的病情变化，就诊的经济负担等，加重了患儿父母及其他照顾者的心理负担，而且共发病较单纯的抽动危害性更大。

专家提醒：

多发性抽动症影响患儿的学习和生活质量，影响父母的生活、工作，给家庭、孩子和父母造成了心理负担，因此要及早接受治疗。

12 儿童多发性抽动症需要药物治疗吗

林佳，13岁，在11岁时确诊患有 TS，主要表现为像兔子一样地上下抽动鼻子和喉中发出高调的"哈"的声音。医生告诉她，这种状况要持续一段较长的时间，青春期后可能缓解，因此她休学了。两年来她一直在家自学，并遵照医生的建议，坚持服用抗抽动的药物。现在抽动鼻子和发声的症状几乎消失了，但有时候如果林佳忘记服药，这些症状又会变得频繁起来。

像林佳这样靠药物治疗稳定病情的孩子在临床上并不少见，只要能忍受药物带来的副作用，保证良好的服药依从性，治疗效果还是确切的。虽然多发性抽动症的病因和发病机制尚未完全阐明，但相关研究表明，遗传、基底神经节单胺类递质失衡、免疫等因素参与了 TS 的发病，因此对于抽动明显的 TS 患儿还是需要使用药物干预，以减轻或缓解抽动，从而改善患儿的生活质量。

专家提醒：

多发性抽动症多数情况下需要药物干预，但对于病情较轻，未共发 OCD、ADHD 等行为问题的患儿，若抽动未对其生活、学习造成影响，可以不用药，仅进行心理行为干预即可。

13 儿童多发性抽动症不经药物治疗可以自愈吗

丹尼斯今年 17 岁，非裔美国人，现在是一名高中生，患有 TS 和 OCD。丹尼斯清楚地记得，在他 5 岁时候的某一天，当他和母亲走在街上的时候，他突然有一种冲动，向前走几步，然后再后退两步。接下去的几个星期，这种情形越发严重，并且还出现了发声和身体其他部位的抽动。父母随即带他去看神经科医生，然后被确诊患有 TS。从那时起，丹尼斯开始服用大量的治疗药物，这些药物有着令人难以忍受的副作用，导致丹尼斯胃口大增，体重增加，同时药物令丹尼斯时而兴奋，时而悲伤，脾气越来越坏，睡眠也不如从前。丹尼斯的生活从此变得不同寻常，他忙于和各种医生预约并前去就诊，医生也在频繁地更换。当他到了7岁该入学的年龄时，父母经过激烈的思想斗争，最终还是决定送他就读当地的一所小学。那时 TS 还没被大多数人所认识，见到他的种种抽动症状，同学们有的表现出害怕，处处躲着他；有的表现出愤怒，经常威胁和恐吓他。TS 摧毁了丹尼斯的自信、快乐和社交能力，他几乎没什么朋友，也不愿和别人多说话，他几乎是在家完成了小学、中学的学业，最终勉强地毕业了。

后来丹尼斯的父母决定送他就读特殊教育学校，奇迹开始发生了，他的抽动症状不知为什么逐渐减轻了，之后竟然很少发作，他又重拾自信，朋友渐渐多起来，还有了女朋友。他参加了几个社团，积极地从事志愿者服务，还因此获得了学校的奖学金。而且他渐渐对阅读、科学和表演产生兴趣，还在学校公演中成功地扮演了一些角色。久违的快乐在这一年重新回到了丹尼斯的生活中。虽然丹尼斯度过了一个糟糕的童年，但是 TS 使得他更加勇敢和坚韧。

这个故事告诉我们，随着年龄的增长，TS 的症状会逐渐减轻，部分患者青春期后可以自愈。

专家提醒：

多发性抽动症起病于 7 岁左右，通常 10～12 岁症状加重，约半数患儿 18 岁时抽动症状会消失，少部分患儿症状减轻，还有一部分患儿症状会持续至成年，甚至终身。

NO.2

多发性抽动症为哪般

1 儿童多发性抽动症的致病因素有哪些

导致患儿发病的因素目前尚未完全明确，一部分学者和患儿家长认为 TS 是一种心理疾病，而实际上 TS 是一种源于大脑功能紊乱的神经精神障碍性疾病。除外遗传因素，神经递质、免疫、环境等因素也参与了 TS 的发病，因此 TS 是多因素共同参与的综合征。多发性抽动症是多种原因导致的，其中环境因素包括神经免疫因素、感染、围产期困难、雄激素影响等。比如孕期受惊吓、精神紧张、极度悲伤等生活事件，孕妇在生产过程中出现早产、过期产、难产等问题，致使患儿脑缺氧、脑损伤等原因，均可使患儿大脑发育障碍，因此认为围产期损害是导致多发性抽动症的重要危险因素。也有研究报道 20% ～ 35% 的 TS 发病与感染后自身免疫病理损害有关。美国国家卫生研究所曾对一型可能是免疫机制造成的 TS 进行研究，研究表明只要是上呼吸道感染或有链球菌感染后抽动症状明显加重者，就应该怀疑是与链球菌感染相关的儿童自身免疫性神经精神障碍。

2 西医如何分析儿童抽动症的发病机制

儿童抽动症的发病机制目前尚未阐明，很多影像学证据显示 TS 患儿

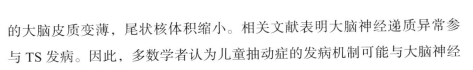

的大脑皮质变薄，尾状核体积缩小。相关文献表明大脑神经递质异常参与 TS 发病。因此，多数学者认为儿童抽动症的发病机制可能与大脑神经递质失衡、神经解剖和大脑环路异常有关。

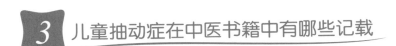

3 儿童抽动症在中医书籍中有哪些记载

中医称儿童 TS 为多发性抽搐症，古医籍文献中对其没有明确的病名记载，相关的症状描述可散见于各种医籍中，例如《素问·至真要大论》谓："诸风掉眩，皆属于肝。"《小儿药证直诀·脉证治法》中描述："凡病或新或久，皆引肝风，风动而上于头目，目属肝，肝风入于目，上下左右如风吹，不轻不重，儿不能任，故目连劄也。"《幼科证治准绳·慢惊》曰："水生肝木，木为风化，木克脾土，胃为脾之腑，故胃中有风，瘛疭渐生，其瘛疭之状，两肩微耸，两手下垂，时复动摇不已，名曰慢惊。"因此，根据其证候表现，依据中医古籍中的类似疾病，再结合临床经验，多发性抽搐症可归属于中医"慢惊""瘛疭""脏躁""肝风证""风痰证""筋惕肉瞤""痉病""怔忡""梅核气""郁证"等范畴。抽动有力、频繁、势急为实证；抽动无力，时轻时重，时作时止，势缓为虚证；发作时抽动有力似实证，缓解时抽动无力似虚证则为本虚标实之证。

多数医家认为本病与脏腑功能失调有关，以肝为主，也可涉及气血津液虚损、风痰湿瘀及外邪为患等。治疗以调节脏腑功能，维持气血阴阳平衡为主。目前得到共识的是情志失调为本病主要的诱发和（或）加重因素。这与现今小儿多为独生子女，心理承受力较弱，社会竞争激烈，精神压抑等有很大关系。

4 中医如何分析儿童抽动症的发病机制

多发性抽搐症的病位主要在肝，与心、脾、肾密切相关。医家临证思验，各有侧重。从中医的整体观念出发，结合阴阳学说，认为该病的病位主要在肝、脾、心、肾，与肝的关系最为密切。心血不足，则肝无所藏，肝血不足，血不养筋，则见面肌及四肢抽动；小儿生理特点为脾常不足，肝常有余，脾虚生痰，肝郁化火，风痰相扇，发为抽搐；中医学记载"诸风掉眩，皆属于肝""诸暴强直，皆属于风"及万全"小儿肝常有余，肾常虚"的理论，认为病位涉及五脏，但核心当责之于"肝"，与肾密切相关，同脾也有一定的关联。总之，多发性抽搐症的病情复杂，涉及多个脏腑功能失常。

多发性抽搐症的主要证候是抽动，动由何来？《素问·阴阳应象大论》曰"风胜则动"；风从何而来？《素问·至真要大论》指出"诸风掉眩，皆属于肝"，故"肝风"是多发性抽搐症的主要病机特点。先天禀赋不足、感受外邪、饮食及情志失宜、久病等因素均可引动肝风而发病。小儿肝常有余，肝为刚脏，体阴而用阳，喜条达而主疏泄，为风木之脏，主藏血，藏魂，主筋，主风，其声为呼，其变动为握，开窍于目，故肝风妄动之不由自主动作，如挤眉眨眼、皱鼻、咧嘴、摇头、扭颈、耸肩，以及怪声秽语等，均与肝病有密切关系。

5 遗传因素与儿童多发性抽动症的发病有何关系

以前认为 TS 是一种单一的疾病，以抽动为主要临床表现，目前这个概念受到挑战，相关研究显示单纯以抽动为表现的患儿仅占全部 TS 患儿

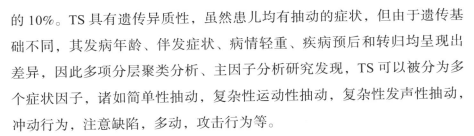

的 10%。TS 具有遗传异质性，虽然患儿均有抽动的症状，但由于遗传基础不同，其发病年龄、伴发症状、病情轻重、疾病预后和转归均呈现出差异，因此多项分层聚类分析、主因子分析研究发现，TS 可以被分为多个症状因子，诸如简单性抽动，复杂性运动性抽动，复杂性发声性抽动，冲动行为，注意缺陷，多动，攻击行为等。

从 20 世纪 80 年代起，越来越多的证据表明 TS 与遗传因素有关，许多临床案例显示患儿有显著的家族史，其父母或二级亲属患有 TS；而某些具有轻微强迫倾向的家长与 TS 患儿具有相同的基因改变；患有 TS 的父母有 50% 的概率会将致病基因传递给下一代，携带有这种基因的孩子中有一半人将会出现 TS 的相关症状，不过多数时候，病情都比较轻微。因而学者们逐渐意识到大部分 TS 患儿具有遗传特质。但是有些时候，由于患儿的这些遗传特质表现不明显而不易被相关医务人员及患儿家长察觉，只有当研究者进行深入的大家庭访视后，才被确诊患有 TS。不管怎样，充分的证据表明 TS 是一种病情轻重不一的遗传性疾病，基因参与 TS 发病的机制十分复杂，可能多种基因均参与了 TS 的发病，不同的基因表达呈现出多样的临床表现。一般性的神经发育基因影响大脑发育，而特异性的 TS 基因影响其表型。但是与其他遗传性神经性疾病不同，TS 的主要致病基因及其确切的基因遗传方式仍未明确。

多发性抽动症患者后代的性别也影响基因的表达。多发性抽动症病人的孩子，作为该病基因的携带者，男孩的发病率要比女孩高 3～4 倍，在那些遗传了该基因的孩子中，大约只有 10% 的孩子病情严重到需要就医治疗。在有些病例中，多发性抽动症可能未被遗传，这些多发性抽动症属于散发病例。目前仍然无法解释为何出现这种情况。

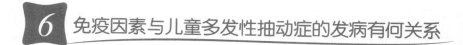

6 免疫因素与儿童多发性抽动症的发病有何关系

部分孩子咽喉部感染 A 族 β 溶血性链球菌后，会发生风湿热。目前，风湿热在美国、英国等发达国家并不常见，但是在拉丁美洲等经济不发达的非西方国家和地区，这种疾病还是时有发生。除导致患儿出现关节炎、心脏炎症外，因神经系统发生异常免疫反应，患儿还会出现运动障碍，产生 Sydenham's 舞蹈病。而对于某些 TS 患儿来说，链球菌感染会诱发或加重 TS，所以近年来越来越多的学者认为，与风湿热出现 Sydenham's 舞蹈病一样，免疫因素可能参与了 TS 的发病。相关理论认为，在高等哺乳动物中，基底神经节作为参与运动调节的重要脑部结构，通过对肌张力等的调节，协同小脑共同配合皮质执行运动功能。链球菌感染后，机体产生抗基底神经节抗体（ABGA），而 Sydenham's 舞蹈病患儿体内存在 ABGA。因此，部分学者认为，假如 TS 的发病与咽喉部感染有关，那么 25% 的患儿发病可能与已知感染无直接关系，而可能与感染后产生 ABGA 密切相关。不过，对此也有学者持不同的观点，认为 ABGA 与 TS 样症状不具有相关性。

7 脑内神经递质代谢异常与儿童多发性抽动症的发病有何关系

目前多数学者认为脑内神经递质代谢异常参与 TS 发病，尤其单胺类神经递质失衡是目前 TS 发病机制研究的主流方向。其中，多巴胺（DA）是最早发现与 TS 有关的递质，作为一种调控神经系统的化学物质，DA 主要由脑神经细胞（神经元）分泌产生，负责神经元之间的信息传递，通过影响基底神经节，参与调节躯体运动；通过影响大脑边缘系统，参与情绪调控。部分药理学测试、死后尸检分析及功能影像研究均提示 DA 传递异常与 TS 发病有关，由此产生 TS 的"DA 假说"，不过也有部分研究结果对"DA 假说"提出质疑。尽管如此，DA 在 TS 的发病中起着重要作用。相关临床和基础研究还发现，5- 羟色胺，去甲肾上腺素，谷氨酸，γ- 氨基丁酸，阿片等神经递质可能也参与了 TS 的发病。总而言之，TS 是一种遗传性神经性疾病，多种神经递质失衡可能参与其发病。

8 微量元素与儿童多发性抽动症的发病有何关系

（1）小儿多发性抽动症与锌元素

研究发现，锌的缺乏与儿童多发性抽动症有密切关系。锌是一种重要的微量元素，多种酶的合成均与锌有关，锌缺乏会直接影响到包括乙酰胆碱酶在内的多种酶的生理活性，而乙酰胆碱的异常已经被证实是引起多发性抽动症的神经生化因素的一种。锌元素作为人体细胞内的一种介质还参与基因表达、免疫、细胞再生和清除自由基等生命活动过程，其浓度与细胞的命运有关，如再生、分化和凋亡。缺锌可引起脑超微结构的改变和脑功能障碍，出现认知功能损害和行为异常，与临床上抽动障碍患者中普遍存在注意力不集中、瞬时记忆力下降、学习困难等症状相符。多发性抽动症患儿多有偏食、厌食情况，对锌含量较多的食物摄入不足，导致体内锌元素不足，诱发和加重多发性抽动症的发作。临床上监测多发性抽动症患儿的锌元素水平，积极纠正患儿厌食、偏食现象，增加患儿体内锌元素的含量，有利于对小儿多发性抽动症的诊断和提高治疗效果。

（2）小儿多发性抽动症与铁元素

微量元素在神经精神疾病中的变化已受到普遍重视，铁是人体必需的微量元素，而多发性抽动症患儿血清铁降低，国内外均有大量的报道。微量元素铁缺乏不仅影响小儿造血系统，也可影响患儿智力发育。铁对抽动症的影响发生于缺铁性贫血之前，在贫血不严重时也可有神经精神改变，患儿表现为烦躁不安、对待周围事物漠不关心、注意力不集中、反应迟钝、学习成绩下降等。我们认为，血清铁降低使体内含铁酶及铁依赖酶活性受到影响，作为铁依赖酶的单胺氧化酶活力降低，导致儿茶酚胺代谢紊乱，使脑组织多巴胺含量高、5-HT浓度下降及多巴胺受体功能异常，铁缺乏引起脑组织能量代谢障碍和神经递质代谢失调，儿茶酚胺代谢途径改变及多巴胺受体功能异常，出现多发性抽动症的一系列临床表现。这可能是低铁血症引起多发性抽动症的发病机制。此外，血清铁下降使脑细胞内微量元素失衡，高锰使单胺类神经递质紊乱可能也是发病的一个因素。

（3）小儿多发性抽动症与铅元素

通过研究证实，多发性抽动症患者存在高血铅现象，儿童血铅含量过高是多发性抽动症的危险因素。铅是对人体有害的重金属，铅含量过高会降低儿童免疫力，同时损伤大脑皮质及小脑，而损伤的这些部位也正是小儿多发性抽动症中主要发生病变的部位，最终导致患儿出现神经－体液调节系统的紊乱，包括血液系统、神经系统和免疫系统。目前多认为铅会沉积并损害大脑皮质的额前区、海马回和小脑，而丘脑基底神经核、海马回、额叶皮层、肢体运动中枢是多发性抽动症主要病变部位。还有研究表明高血铅会降低多发性抽动症患儿的免疫功能，使免疫系统对神经内分泌系统的调节产生障碍，破坏了神经、内分泌、免疫之间的协调。多发性抽动症患儿血铅水平高是由于患儿偏食含铅量高的食物，同时铅元素在多发性抽动症患儿体内不易排出。多发性抽动症患儿体内高血铅水平又会诱发和加重多发性抽动症症状，因此，在治疗多发性抽动症的过程中，检测和监测患儿的血铅水平将有利于提高小儿多发性抽动症的诊断和治疗水平。

9 环境因素与儿童抽动症的发病有何关系

从行为心理学角度来看，环境因素可影响患儿，导致其抽动发生、加重或减轻。抽动症患儿所生活的环境中每天都在发生着各种事件，时刻都在影响他们，尤其是生活中的各种压力事件，使得他们难过、焦虑、孤独、冲动、诱发或加重抽动。有时这些事件可能并未对患儿的心情产生影响，但事件本身对患儿是一个刺激信号，诱发其抽动，例如看电视，听到周围的人谈论抽动，听到咳嗽声，参加集体活动等。而患儿的抽动动作又会影响周围的环境及患儿本身，例如抽动引起父母及其朋友们的关注，患儿感到不自在，想要迅速逃离目前的窘境或为了阻止下一次抽动的发作，极力抑制先兆感觉，结果抽动反而被诱发或加重。但当周围的人不再嘲笑、歧视他们，他们不再尴尬，能全身心地投入到集体或社会活动中时，他们抽动的频率、强度及幅度会因此而减轻。可见，抽动与环境之间是相互影响、相互作用的。

10 家庭环境与儿童抽动症的发病有何关系

4岁的小花是家里的独生女，平时爷爷奶奶很是溺爱她，在家里是个小公主，但小花的父母工作很忙，经常出差，常常因为小花的教育问题发生争吵。母亲希望孩子要多上辅导班，希望孩子的成绩名列前茅，而父亲感觉小花的学习任务太重，希望不要给孩子太大的压力，为此父母常常吵架。那么，父母的争吵会对孩子造成不利的影响吗？

伴随社会的发展和时代的进步，各种各样的疾病向我们袭来，孩子的免疫系统尚不完善，容易引发各种疾病，抽动症就是其中之一。家庭因素对抽动症是一个很大的影响因素，那究竟什么样的家庭环境容易诱发儿童抽动症呢？

（1）孩子生活压力大

中国的父母望子成龙、望女成凤，中国的孩子从小背负的精神压力远远大于其他国家。很多父母喜欢把自己的心愿寄托在孩子身上，常常给孩子很大的压力，却忽视了孩子的承受能力，往往导致孩子的心理不堪重负，这就容易诱发抽动症等心理疾病。家长的正确做法是不要给孩子施加太大压力，给他一定的自由空间；不要过多在意他的考试成绩和排名，虽然家长心里很担心，但不要把这种担心流露出来；也不要给他超出平常的照顾，以免无形中给孩子增加压力；做孩子的朋友，让孩子在有压力时有一个很好的宣泄渠道。文明的进步，使孩子在公德和修养方面起点比父母高，那就让我们放下家长的架子，向孩子学习，这是时代发展的结果和趋势，没什么不好意思的，事实上，家长需要向孩子学习的还多着呢。

（2）家长过分溺爱孩子

几年前，我国提倡一对夫妻只生一个孩子。现在很多家庭都只有一个孩子，作为独生子女，自然集万千宠爱于一身，许多父母就有意无意地娇惯、迁就、溺爱自己的孩子，把孩子当作掌上明珠，宠成家里的"小皇帝"，孩子要什么，就给什么，百依百顺。其实这样对孩子的成长是不利的。孩子在成长的道路上除了身体成长之外，心理也在不断变化，家长太过溺爱孩子，导致孩子心理严重扭曲，一些社会上的人际关系不会处理，很容易使孩子养成骄傲、任性、自私、虚荣、孤僻等性格，甚至产生反社会的不良行为，给家庭带来不幸。其实，父母与子女的关系是建立在爱的基础之上的，父母与子女之间如果没有真正的爱，就不能建立和睦、融洽的关系。孩子心理不成熟，心理承受能力差，导致心理崩溃，从而引发孩子抽动症。

（3）父母感情破裂

父母关系紧张或者单亲家庭，孩子得到父母的关爱减少，同时孩子得到关爱的机会也会被剥夺很多，也就是说至少会减少孩子被关注、被照顾、被爱和被教的机会，这样容易造成孩子心理创伤，导致孩子性格孤僻、暴戾、叛逆。因为父母离婚而不理解甚至憎恨父母的孩子很多，他们憎恨的同时内心又渴望得到父爱和母爱。他们总是要干出一些出格的事情来，引起父母和他人对自己的关注，严重的就会导致孩子患上抽动症。父母关系紧张，最终的受害者永远是孩子；更有甚者为了财产和孩子的抚养权等走进法庭，这都是对孩子伤害最大的事情，很容易造成孩子的心理创伤，导致多发性抽动症的发生。

专家提醒：

家长们要为孩子创造一个温馨的家庭环境，这对孩子抽动症的预防是很有帮助的。

11 天气会影响抽动吗

小林今年7岁，是一名抽动症的患儿，根据父母的反映，孩子在冬天和夏天抽动症状会加重。小林的妈妈刚开始不理解为什么孩子的病情会反反复复，于是去医院询问到底是怎么回事。

经过医生的解释，小林的妈妈才恍然大悟，夏天炎热的气候或冬天寒冷的气候不仅对人体生理影响很大，对患儿的心理和情绪也有负面影响，心理学家认为炎热或寒冷的气候对多发性抽动症患儿的影响表现为三个方面：

（1）情绪烦躁

常常会因为生活中的小事情，与周围的小朋友发生争执，患儿烦躁不安，内心烘热，头脑糊涂，不能正常在教室认真上课，不能独立完成课堂上老师安排的任务。

（2）心境低落

对什么事情都不感兴趣，对任何事缺乏热情，不愿意和小朋友们做游戏，不愿意吃饭，食欲差，此种情况清晨稍好，下午变坏，晚上更甚。

（3）抽动症状加重

常会固执地重复一些生活动作，如挤眉眨眼、皱鼻、咧嘴、摇头、扭颈、耸肩，以及怪声秽语等。

专家提醒：

天气会对患儿的抽动症状造成影响，有些抽动症患儿会因天气炎热而抽动症状加重；有些患儿会因天气寒冷而抽动症状加重；有些患儿会因空间狭小，空气不流通而抽动症状加重。但不是所有的抽动症患儿都会受到天气的影响。

12 抽动症患儿为什么会出现其他精神症状

小红今年7岁半，患有抽动症2年。父母说孩子在2年前是个乖巧懂事的小孩，在学校里经常受到老师的表扬，是大家学习的好榜样。但自从患病后，孩子的脾气变得焦躁、冲动、任性，遇到不开心的事情就发脾气、摔东西。父母刚开始不知道孩子为什么会变成现在这个样子，到处寻医问药，不知道自己该怎么教育孩子？

研究显示，目前正处于学龄期的儿童抽动症的发病率已经从10年前的3%上升至5%。抽动症对孩子的危害极大，但是许多家长对儿童抽动症认识不够，耽误了孩子的治疗，导致病情严重，甚至有的抽动症患儿可能会出现冲动、强迫、愤怒等精神症状。此外，来自学校、职场的压力，某些社会问题，药物的不良反应，家族性神经精神疾病等也会导致抽动症患儿出现各种精神症状。有的患儿在抽动症状得到控制后仍不能适应社会，所以医生强调对因对症治疗的同时，要注意患儿心理的治疗。

心理治疗包括行为治疗、支持性心理咨询、家庭治疗等。可以帮助患儿家长和老师理解疾病的性质和特征，减缓或消除父母的担心和焦虑。合理安排患儿日常的作息时间和活动内容，避免过度紧张和疲劳。对于发声抽动的患儿可进行闭口，有节奏、缓慢地做腹式深呼吸，从而减少抽动症状的发生。

专家提醒：

抽动症患儿的心理治疗是非常必要的，要让孩子养成良好的生活习惯，作息时间合理，生活有规律，避免过度劳累或精神紧张。

NO.3

我家孩子是多发性抽动症吗

1 儿童多发性抽动症的临床表现及分类

多发性抽动症的专科门诊里聚集着来自四面八方的抽动症患儿，在这里，每一个孩子的症状都不太一样。6岁的嘉嘉经常不自主地扭脖子、甩手臂和眨眼睛；而8岁的晓宇则表现为哼哼鼻子、嘟哝嘴巴、晃动脑袋和眨巴眼睛；9岁的丽丽和他们的症状不同，她会一遍一遍地数东西，甚至在走路的时候，她还是会数脚下的小石头；10岁的尼克除了皱鼻子、舔嘴唇外，发声明显，除了频繁的清嗓外，有时还会骂人、说脏话；15岁的泽凯虽然外表强壮，像个大人一样，但还是会常常在人面前做鬼脸和发出老鼠样的吱吱声，这使得他很困扰；11岁的娜娜从5岁起就被确诊为患有TS，所以她的病情比较复杂，热爱芭蕾舞的她除了眨眼外，会不自主地尽最大限度做弯腰、伸脖、后弯手臂等动作，直到这些部位出现疼痛，然后就依次抖动手、胳膊、腿和脚。

通过上面的描述，我们大概可以了解到TS是一种持续的疾病，是一种或多种慢性的、长期的、不随意的、重复的运动和发声。其形式多种多样，因其抽动的部位、数量、频率、持续时间的不同，TS有不同的分类，按照抽动部位分为运动性抽动、发声性抽动、感觉性抽动或认知抽动；按照抽动的复杂程度，TS分为简单性抽动和复杂性抽动。

运动性抽动是患儿的随意肌、不相关联肌肉或肌群的异常运动产生的，主要表现为各种无目的的动作，常常先发于头面部，例如眨眼、做鬼脸等，其中眨眼通常是首发症状，也是最多见的症状。

发声性抽动由各种声音组成，这些声音由通过鼻、口、咽喉部的气流运动而产生，例如吸鼻、清嗓、吱吱叫、咳嗽，甚至秽语、重复言语等。重复言语是指重复说一句话中的最后一个字或某个句段。秽语是指不由自主的、不恰当的、诅咒性的言语，通常发生在15岁左右，发生率为10%～15%。大部分患儿通常仅发出Fu、Shi、Cu等单个音节，或者表现出咳嗽、说话等掩饰性发声，因此秽语不是抽动症的必然诊断条件。仅表现为运动性抽动，不伴有发声性抽动的患儿在临床很常见，但是仅表现为发声性抽动，而不伴有运动性抽动的患儿比较少见，据相关文献报道，这种患儿的比例不足5%。

感觉性抽动是指抽动发作前，患儿出现的先兆躯体感觉，包括乏力、瘙痒、兴奋、刺痛、腹部不适、发热或发冷等，但有时候又很难用语言文字来描述清楚究竟是怎样的不舒服。总之这些不愉快的感觉，或者局限在将要发生抽动的肌肉部位，或者泛化在身体的其他部位。通常出现在肩胛带、手、脚、大腿前部等比较局限的"发热部位"，笼统地形容一下就是在这些部位出现内部发紧的感觉。抽动爆发后，患儿的上述先兆不适感随即减轻或缓解。感觉性抽动与TS患儿的抽动类型、年龄有关。诸如眨眼等简单性抽动的患儿很少出现先兆感觉；而年龄小的患儿这种感觉也不明显，通常只有10岁以上年龄较大的患儿才能体会出这种不适感。而8～19岁患儿中37%的患儿能较准确地描述这种感觉，这部分患儿中又有近一半的患儿能够抑制抽动的发作，但是感觉性抽动并不是患儿具有抑制抽动能力的先决条件。可能是因为随着年龄的增长，患儿的认知逐渐发展，而与认知密切相关的意识也逐渐增强。

认知抽动主要出现在青春期和成年TS患者群中。最初描述认知抽动的是Shapiro等人，并冠名"冲动"，类似单纯性OCD患者的焦虑常诱发其沉迷某种行为一样，认知抽动主要是指重复性的思维，包括模仿思维、脑力游戏、无目的的数数、反复的性幻想、大无畏的挑衅行为等。这种冲动不是由焦虑驱动，而是 TS 患者对外界刺激性听觉、视觉、触觉或内部刺激做出的过度屈服或对抗回应。

简单性抽动是由单一肌肉或肌群异常运动引起的，主要表现为眨眼、皱鼻、伸舌、点头、耸肩等运动性抽动，以及吸鼻、清嗓、大口吸气、咳嗽等发声性抽动。

复杂性抽动具有明显的重复性、冲动性、无目的性。主要表现为反复触摸东西或人，做一系列精细的动作、猥亵行为、模仿动作、自伤行为等运动性抽动，以及嘟哝、模仿动物的叫声、精细的或有语义的说出单词短语、秽语、重复言语、模仿言语等发声性抽动。

抽动症患儿的病情具有波动性，往往一个小小的暗示就可能导致病情反弹。当患儿放松时，抽动可能加重，当患儿从事需要注意力集中的活动时（例如弹奏乐器、进行某项体育运动等），抽动可能被暂时抑制。

专家提醒：

多发性抽动症可分为运动性抽动、发声性抽动、感觉性抽动或认知抽动，也可分为简单性抽动、复杂性抽动。因临床表现各异，发病初期常会被误诊、漏诊，患儿也经常被误解，延误了病情的诊治，给患儿及其家庭带来了不必要的经济和心理负担。因此，加强对 TS 的宣教，增加人群对 TS 的认识和理解十分重要。

2 抽动症患儿有哪些不良行为习惯

小玉今年 6 岁，患有抽动症 1 年余，小玉妈妈平时对孩子的教育很严格，希望孩子不仅在学校有个好成绩，在社会中、在家庭中也是个乖巧懂事的孩子。可是最近父母发现小玉爱说谎话了，每次父母问作业做完了吗，小玉都告诉父母已经做好了。但老师却经常反映小玉家庭作业没有完成，还经常和小朋友们打架。小玉的父母开始担心孩子，不明白孩子怎么会养成这么多不良习惯，要如何让孩子养成良好的习惯呢？

好习惯让孩子终身受益，对于小学生来说，重要的不是要学多少知识、成绩要有多好，而是让孩子们养成良好生活和学习习惯。因此，从幼儿园开始，家长和老师就应该重点关注孩子的生活和学习习惯，一旦发现有不良的学习习惯倾向，应立即予以纠正。

但抽动症患儿自控能力较正常儿童差，他们通常会出现说谎、偷窃、打架、易怒、逃学、恶意破坏公物、虐待动物等不良行为。

专家提醒：

　　家长和老师要耐心的帮助孩子改掉不好的习惯，养成良好的生活和学习习惯。

3 抽动症患儿有哪些睡眠问题

茜茜今年9岁，患有抽动症2年余，现在是一名三年级的学生。茜茜的父母为了让孩子养成早睡早起的习惯，每天安排孩子九点上床睡觉，可是父母发现孩子经常十一点还在床上翻来覆去，不能安稳地入睡，即使睡着了也经常说梦话，而且早晨起床特别早。父母担心孩子的睡眠时间不足，不知道孩子是不是因为得了抽动症所以睡眠质量下降了。

睡眠问题在抽动症儿童中十分常见，相关文献报道，20%～50%的抽动症患儿存在睡眠障碍。患儿睡眠的质量、时间和次数受到干扰，表现为睡眠潜伏期长，入睡困难，清醒期长，有效睡眠时间短，异态睡眠等，甚至出现与睡眠相关的行为和心理问题，而失眠、多梦、梦游的发生频率较高。

专家提醒：

　　孩子要培养固定的睡眠时间，睡前少喝水，避免吃得过饱，避免过度兴奋。家长要给孩子营造一个温馨舒适的睡眠环境。

4 抽动症患儿有哪些性行为

　　抽动症儿童的性行为通常是指患儿触摸自己或他人的敏感部位（如生殖器等）。这是令患儿和周围的人十分尴尬和难过的事情，同时也是诸多校园问题之一。如何正确引导患儿的性行为呢？相关文献报道，可以教导患儿触摸身体其他的非敏感部位，或是在他们触摸别人之前，先争得他人的同意。

专家提醒：

　　当孩子出现上述情况时，老师和家长不要批评孩子，要耐心地劝阻孩子，或要引导孩子改掉这些不良的习惯，或触摸身体不敏感的部位。

5 抽动症患儿有哪些自伤行为

小明现在是一名三年级的学生，患有抽动症1年余，平时都是爷爷奶奶照顾。在学校里小明上课不能集中注意力，家庭作业也不能按时完成，是班里的坏学生，大家也不愿意和他做朋友，平时小明都是一个人走在放学路上。最近奶奶发现小明一个人在房间时会拍打自己的头，或用头撞墙，奶奶发现后非常着急，小明到底怎么了？为什么会自己打自己啊？

在日常生活中，我们常常会看到，如果儿童总是很无聊、没有什么有趣的事情可做，那么他们就很容易无事生非，故意自伤寻事。

但抽动症患儿是由于缺乏自我控制能力，常受到某种因素诱发和刺激犯罪，情绪不稳定，做事不考虑后果，不是伤害别人就是伤害自己，甚至出现盗窃、故意伤害等违反法律等行为。抽动症儿童自伤行为包括猛击或拍打头部、脸或身体其他部位，或用尖锐的物体刮擦或刺伤身体，甚至眼睛。

专家提醒：

抽动症患儿有自伤行为，家长不要过多惩罚和批评孩子，要多和孩子沟通，和孩子成为朋友，帮助孩子控制自己的不良情绪。

6 什么是抽动症患儿的愤怒攻击行为

为争夺领地、异性，自然界中的生物彼此间会互相侵略攻击，这是为了生存所产生的自适应侵略。愤怒则是与此行为相关的一种原始情绪。相关文献报道，3～12岁儿童中近1/3的孩子常会愤怒（发脾气），其中最常发脾气的孩子是3～5岁的学龄前儿童，男孩多于女孩。抽动、多动、遗尿、睡眠障碍、惊厥或精神创伤等因素可诱发愤怒，因此相当一部分抽动症患儿脾气不好，爱生气，并且很难平复愤怒的心情。部分患儿伴发有愤怒攻击行为，当他们面对挫折或羞辱时，很可能做出可怕的、极具破坏性的动作，危害自身、家人或周围的人；或者没有什么外界刺激，患儿突然行为失控，爆发愤怒。这种愤怒往往超出常态，强度大、频率高、持续时间长，与患儿年龄不相符，伴发自主行为能力下降，患儿常常表现为威胁恐吓别人，甚至犯罪。尤其年龄小的患儿对于世界是怎样的或者是非对错比较偏执，当现实与他们的标准不一致时，他们更易出现愤怒。

可能诱发愤怒的因素如下：药物副作用，酒精或毒品依赖，语言缺陷，执行障碍（很难完成多项任务），非语言学习障碍（不能读懂面部表情），神经质，社交障碍，焦虑，躁郁症，自闭，注意力缺陷障碍，对立缺陷障碍，感觉统合障碍，情绪不稳定，强迫症，冲动，创伤后压力综合征，疼痛，学习受挫，睡眠障碍，压抑抽动，受虐待，对环境或社会期望值过高等。

专家提醒:

　　家长、老师要经常和患儿谈心，帮助孩子们寻找诱发愤怒的因素；如果没找到相应诱因，那就咨询医生进行药物治疗。当愤怒发生时，要及时疏解，不要刻意加以阻止或惩罚孩子，那样会适得其反；也可顺其自然，愤怒发泄后患儿自然会平静下来；有时可以找个泄愤的替代物，如枕头等以供患儿捶打发泄。要教会患儿以平和的方式对待周遭的人和事，避免或减少愤怒攻击行为的发生。

7 抽动症患儿威胁行为有什么特点

　　小影今年 10 岁，患有抽动症 3 年余，通过药物治疗和家长的努力，抽动症状得到了缓解，但是近半年来小影的抽动症状逐渐频繁。妈妈说最近同学家长经常找她反映，小影会欺负小伙伴，有时甚至出手打同学，恐吓班里身材矮小的同学，老师也经常批评小影。小影妈妈带着孩子去看医生，医生告诉她这是抽动症患儿的威胁行为。那么什么是抽动症患儿的威胁行为呢？

　　通常威胁行为发生在双方身材、年龄、社会地位不相称的情境下，而且具有反复多次的特点，导致受害一方学习成绩下降，焦虑、抑郁或精神不正常，甚至出现酒精或药物依赖、家庭暴力，对受害人的躯体、情感，甚至对社会造成严重危害。部分伴发威胁行为的抽动症患儿常常以强凌弱，不仅打人、撞人、踢人，嘲笑、恐吓对方，给对方起绰号，还排斥同学，散布谣言，进行网络欺诈等。但同时，相对于健康儿童，他们受到同伴侵害（同伴侵害是指个体遭受同伴攻击的经历）的概率更高。2008年7月到2009年1月有学者曾对10～17岁的抽动症患儿进行在线调查，通过211对患儿及其父母的横向分析，发现26%的患儿曾遭遇同伴侵害，并且在受侵害后，患儿抽动程度加重，动作更复杂，先兆感觉更明显。2/3以上的患儿常常因孤僻、不合群、攻击行为，很难与周围人群正常交流，无法与大家建立并维持友谊，生活质量下降。

专家提醒：

　　我们要引导孩子，了解他真正想要的是什么。孩子的问题还是要靠孩子自己去解决，家长不要介入过多。我们还要让孩子在遇到问题时，学着去合理表达自己的需求。当一起玩的同伴有让他不舒服的行为举止时，可以马上表达出自己的看法和希望。这样一来，既显示出孩子的容忍大度，也把同伴的注意力转移到口头协商层面，更有利于问题的解决。

8 抽动症患儿有哪些自伤性的口部习惯

　　小青是家里的小公主，患有抽动症半年余，平时父母工作很忙，有时会忽视对小青的照顾。妈妈有一次晚上推开小青的房门，听见小青磨牙声音很大。后来妈妈发现小青不仅夜里磨牙，白天也磨牙，有时会不自主的咬嘴唇或舔嘴唇。孩子为什么会出现这些情况呢？

　　抽动症患儿自伤性口部习惯由一系列行为组成，包括夜间磨牙症、白天磨牙症，咬、咀嚼、舔嘴唇或舌头、上腭、脸颊等部位。其中磨牙不仅仅指牙齿上下摩擦，还包括咬牙，叩牙等。相关文献报道，磨牙症的发病率在 7%～88%，存在着性别差异。磨牙症导致牙齿磨损、松动，甚至发生错颌畸形，损伤脸颊、舌头、上腭、颞下颌关节等。

专家提醒：

抽动症患儿口部自伤行为的发生可能与头面、颈肩部位的肌肉运动过度和疼痛有关，因此家长不要盲目地给孩子用药。

9 抽动症患儿会伴有脾气失调吗

小志今年 11 岁，患有抽动症 9 个月。小志的老师说小志平时在学校不仅不能按时完成作业，成绩是班里倒数第一，而且经常和小朋友打架，还破坏自己和同学的课本，受到老师的批评时不仅不能虚心接受，还会怒气冲冲想打人，小志的妈妈为此感到头痛和无奈，不知道该怎么办。

与躁狂、轻度躁狂、心理变态不同，脾气失调的抽动症患儿往往表现为频繁、极端地易激惹，患儿常会不合时宜地发脾气，极具破坏性；即使不发脾气的时候，也是处于负面、低落、愤世嫉俗的情绪中。

专家提醒：

抽动症患儿脾气失调，容易被激惹，老师和家长要制定适合患儿的教育方式，不要盲目地批评或惩罚患儿。

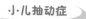

10 抽动症患儿会焦虑、抑郁吗

　　小虎的抽动症状已经有半年多了，最近老师发现小虎在幼儿园情绪很低沉，下课后也不离开座位，不愿意和大家做朋友。回到家也一个人躲在房间里不出来，不愿意和家人或小伙伴交流，父母发现孩子的变化后非常焦虑，孩子怎么会变得抑郁了啊？

　　抽动症儿童较正常健康儿童更易发生抑郁、焦虑。抽动症合并抑郁的发生率为13%～76%，主要表现为持续情绪低落或波动，对外界事物缺少兴趣，缺乏实践乐趣。抑郁的发生与抽动的严重程度、患儿年龄、是否共病 ADHD 或 OCD 及儿童品行障碍等有关。严重的抑郁（MDD）需要进行药物干预。焦虑主要表现为睡眠困难、恐惧、惊慌失措、注意力不集中、忧郁、运动不宁等。

专家提醒：

　　部分抽动症患儿具有抑郁、焦虑的特点，父母要多带孩子出去游玩，鼓励孩子多交朋友，培养孩子的兴趣爱好，增加孩子的自信心。老师不要过多批评患儿，要多表扬和赞美，不断鼓励他们。当患儿有了成就感就会逐渐对学习产生兴趣，抑郁和焦虑症状就会不断改善。

11 抽动症患儿学习困难有哪些特点

相关研究显示，TS 儿童在语言或非语言领域与正常孩子存在轻微差别，相对于操作智商（如视觉空间能力、求解能力、数学等），TS 患儿的语言智商（如使用语言进行推理的能力）较低。但他们的智商范围与正常儿童相同，因此不存在学习障碍。不过他们的抽动症状和 ADHD、OCD 等共发病会对其学习能力造成重要影响，导致部分患儿出现学习困难。举例来说，点头、甩手等动作频繁发作或一直痴迷于应该如何写的问题均会造成 TS 儿童出现书写困难；而眨眼、发声抽动则会造成孩子出现诵读困难，这部分孩子在大声朗读时因担心发声发作会被老师和同学嘲笑而显得十分紧张和焦虑，为避免难堪的境况发生，他们往往不喜欢上与阅读有关的课程，所以部分孩子常常逃课；有些 TS 儿童在上课时，因极力想抑制抽动发作而很难集中注意力来听老师讲课；易冲动的 TS 儿童常常因上课时突然大声喊叫、说话或发声而扰乱正常的课堂的教学秩序。正因为上诉现象的存在，造成部分 TS 儿童的学习成绩不理想，甚至辍学在家。

12 儿童多发性抽动症与多动症如何区别

儿童多动症（ADHD）是指智力基本正常的小儿，表现出与年龄不相称的注意力不集中，不分场合的过度活动，情绪冲动，并可有认知障碍和学习困难的一组症候群。患儿常常运动过多，动作变化的间歇期不规则且短暂，动作具有非组织性、临时性和难控性的特点，很多患儿会出现做鬼脸、发声等类似抽动症的表现。而部分抽动症患儿也存在注意力不集中、多动等表现，因此 ADHD 与多发性抽动症有时很难鉴别，但单纯的 ADHD 患儿不会出现肌肉的抽动。

13 儿童多发性抽动症与儿童强迫障碍如何区别

儿童强迫障碍（OCD）是一种儿童期情绪障碍，主要表现为强迫观念和强迫行为，具有反复发作的特点。与遗传、脑损害、链球菌感染、中枢 5-羟色胺功能异常等因素有关。8～12 岁或青少年期为发病高峰，患儿因痴迷于某种想法或想象中不能自控，反复出现刻板行为或仪式性动作，耗费了大部分时间，阻碍了患儿进行正常的学习、生活和社会交往活动。

复杂性抽动的动作和发声因具有精细和复杂的特点，有时很难和单纯性 OCD 患儿的冲动相鉴别。然而，OCD 患儿的行为是受认知所驱动的，具有明确目的性；而抽动症患儿的抽动动作是无意识、无目的的行为。抽动症患儿重复性的行为是因为他们感到抽动发生的部位不舒服，而 OCD 患儿重复性行为的发生是受到某种想法的困扰所致。OCD 患儿常常感到焦虑，而抽动症患儿通常不伴有明显的焦虑。抽动症患儿对逆转行为训练或多巴胺受体阻滞剂的疗效较好，而 OCD 患儿对认知行为治疗或抗抑郁药的反应较好。

14 儿童多发性抽动症与癫痫如何区别

癫痫是由多种病因引起的脑功能障碍综合征，是脑细胞群异常的超同步化放电引起的发作性的、突然的、暂时的脑功能紊乱。多发生于学龄前期，病因及发病机制尚未完全阐明，临床表现形式多样，最常见的是意识改变或意识丧失，局限性或全身性肌肉强直性或阵挛性抽搐及感觉异常，也可有行为、情感和知觉异常，记忆改变或自主神经功能紊乱等表现。

抽动症有时以突然发作的形式呈现，肌肉抽动及感觉异常类似癫痫，但抽动症患儿发病时意识清楚，脑电图无癫痫样放电。

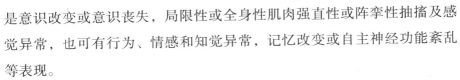

15 儿童多发性抽动症与自闭症如何区别

自闭症又称"孤独症"，为儿童心理行为障碍性疾病，临床主要表现为 Kanner 三联征：社会交往障碍，语言交流障碍，兴趣范围狭窄及行为方式刻板。常在 3 岁前起病，男孩多于女孩，发病率为 0.02% ~ 0.13%。其病因、发病机制尚未阐明，多数学者认为与遗传、心理、围生期危险因素、神经生化与免疫异常、脑功能与结构异常等因素有关，存在"心理理论学说""5-HT 浓度升高""结肠淋巴结增生""额、颞叶脑血流灌注减少"等多种病机学说。临床主要以药物治疗、行为矫治及训练教育等综合干预为主。近期及远期预后较差，多数患儿成年后仍不能独立生活。

部分多发性抽动症儿童会合并有自闭症，除抽动外，常出现社交困难、语言交流障碍等表现。但两者的最大区别为是否有抽动的症状，单纯自闭症患儿不会出现抽动。

16 儿童多发性抽动症与风湿性舞蹈病如何区别

风湿性舞蹈病起病于 8 ~ 12 岁，女孩居多，与 A 组 β 溶血性链球菌感染有关，主要表现为舞蹈、肌张力低下和肌无力、情绪不稳定和行为异常。精神紧张时症状加重，睡眠时症状减轻或消失，患儿还易出现冲动、注意力不集中、学习困难或强迫症等表现。

抽动症患儿的某些运动性抽动动作类似风湿性舞蹈病患儿面部和肢体的游走性舞蹈手足徐动样动作，但抽动症多发生于男性患儿，发病年龄较早，患儿无肌张力的异常。

17 多发性抽动症儿童会共发哪些疾病

多数 TS 患儿会共发心理行为疾病，TS 与这些共发病间的关系比较复杂。共发病主要包括注意缺陷多动障碍（ADHD），强迫行为或障碍（OCB/OCD），抑郁、学习障碍、愤怒控制障碍、睡眠障碍、情绪障碍、焦虑、对立违抗行为（ODD）、自闭症（ASDS）等。

18 抽动症患儿合并多动症有哪些特点

ADHD 是最常见的 TS 共发病，患儿通常表现为活动过多，举止幼稚，注意力不集中，冲动任性，短暂记忆障碍，组织能力较差，不能合理安排时间，上课随意说话，不能安静地做事情，挫折感强，不能制定新计划，对非预期的事情不能做出恰当的反应。

近年来相关专家学者根据是否伴有 ADHD 的临床表现对 TS 患儿进行分组研究，通常将患儿分为 TS 组，TS+ADHD 组，ADHD 组及健康对照组，结果发现 TS 患儿与健康儿童比较，在攻击行为、犯罪方面无明显差异；而 TS+ADHD 患儿与 ADHD 患儿、健康儿童比较，社会适应力差，内在行为（天生的、固有的行为，在处于压力时显现，通常不自知，代表最自然真实的内在动机和欲求）存在较多问题，更易发生破坏性行为。TS患儿与健康儿童比较，内在行为问题多，而外在行为（在特定环境下呈现的理想行为，代表自身基于对环境的判断与认知而试图采用的行为，通常不被他人所知）及社会适应力差别不大。因此，TS患儿与合并ADHD的抽动症患儿比较，更易管理，预后较好。

19 抽动症患儿合并强迫障碍（OCD）有哪些特点

TS患儿常合并较多的强迫或冲动行为（OCB），为减轻内心的焦虑、不愉快或改善外界的情境，TS患儿会违背自己的意愿，反复去做各种琐碎的事情。这些行为与单纯OCD患儿的行为有很多不同，多表现为自伤、饮食障碍、躯体变形障碍，嗜好拔毛、盗窃、暴露、赌博等。原因可能是大脑奖惩回路障碍，导致上述各种过激行为发生增加。

20 部分抽动症患儿具有冲动控制障碍吗

冲动控制障碍又称意向控制障碍，指在过分强烈的欲望驱使下，采取某些不当行为，这些行为系社会规范所不容的或会给自己造成危害，通常不考虑冲动所带来的不良后果，表现出各种过激行为。其行为目的仅仅在于获得自我心理的满足或解除精神上的紧张感，病人自称这种行为带有冲动性，无法控制。不包括偏离正常的性欲与性行为。

部分抽动症患儿因冲动控制障碍，通常不考虑冲动所带来的不良后果，表现出各种过激行为。

21 国内外常用哪些量表诊断儿童多发性抽动症

诊断多发性抽动症需要全面了解患儿病史，家族史，还要进行系统的精神及神经系统检查，此外需要借助相关量表。国内外常用的量表有：国家医院调查表、耶鲁综合抽动严重程度量表、抽动先兆自评量表、运动性或发声性抽动及强迫症状评定量表、Hopkins 抽动严重程度量表、抽动录像评分、诊断信心指数等。通过这些量表可以协助诊断多发性抽动症，评估药物疗效及其研究效果。

22 儿童多发性抽动症的核磁共振成像（MRI）有什么表现

一项 MRI 研究显示：TS 患者双侧小脑半球体积减小，尤其是部分灰质减少与患儿抽动严重性和运动失抑制相关。Miller 应用解剖 MRI 进行研究显示：TS 患者丘脑核及侧丘脑表面均有扩大。Draganski 对 40 名 TS 患者进行检测后发现：患者双侧眶额叶、前扣带回、前额叶腹外侧皮层灰质体积减小，中颞侧边缘叶变薄，这些大脑结构的变化与抽动严重性、共发病有关，其中前额叶皮层厚度缩小与抽动严重性呈负相关，第一躯体感觉皮层容积增加与先兆感觉的强度有关，而白质分析显示胼胝体前部的联合纤维发生了变化。Kataoka 的研究显示：TS 患者纹状体乙酰胆碱能中间神经元与小清蛋白的数量发生减少。

因此，TS 患者的 MRI 表现呈现多样性，其中尾状核体积缩小、感觉运动皮层变薄、胼胝体缩小、双侧小脑半球容积缩小、边缘叶及前额叶皮层肥大、丘脑核及丘脑侧表面积扩大为其主要表现。而双侧眶额叶、前扣带回、前额叶腹外侧皮层容积缩小，中颞侧边缘叶变薄可能是额叶－纹状体通路中的前额叶皮层、纹状体、前扣带回网络功能障碍的神经功能代偿性增加的表现。

23 多发性抽动症患儿的智力是否正常

小花今年 12 岁，患有抽动症 2 年余，老师反映小花在学校的成绩一般，在班级排名比较靠后，小花对学习没有很大的兴趣，作业经常不能按时完成，父母怀疑小花的智力是因为抽动症而降低？那么抽动症患儿的智力是不是低于正常儿童呢？

孩子得了 TS 后智力会受到影响吗？这是很多患儿家长都很关心的问题。

一般来说，TS 儿童的智商范围和其他正常孩子是一样的。研究表明多发性抽动症患儿病程的长短、起病的早晚、治疗与否对智力没有明显影响。因此，家长要以正确的态度和方法抚养和教育子女，对患儿的抽动发作不应过分关注和紧张，要营造温馨、和谐的家庭氛围，减少和消除家庭、学校方面的负面影响。同时还应加强患儿的心理治疗，多与患儿沟通、交流，积极疏导不良情绪，尽可能避免患儿过于激动或紧张，让患儿多参加体育活动。

专家提醒：

多发性抽动症对患儿的智力没有明显的影响，因此家长没有必要过分地担心孩子的智商。家长和老师要以正确的态度抚养和教育孩子，鼓励孩子交朋友、参加体育活动、培养兴趣爱好。

NO.4

多发性抽动症的最新中西医治疗方法

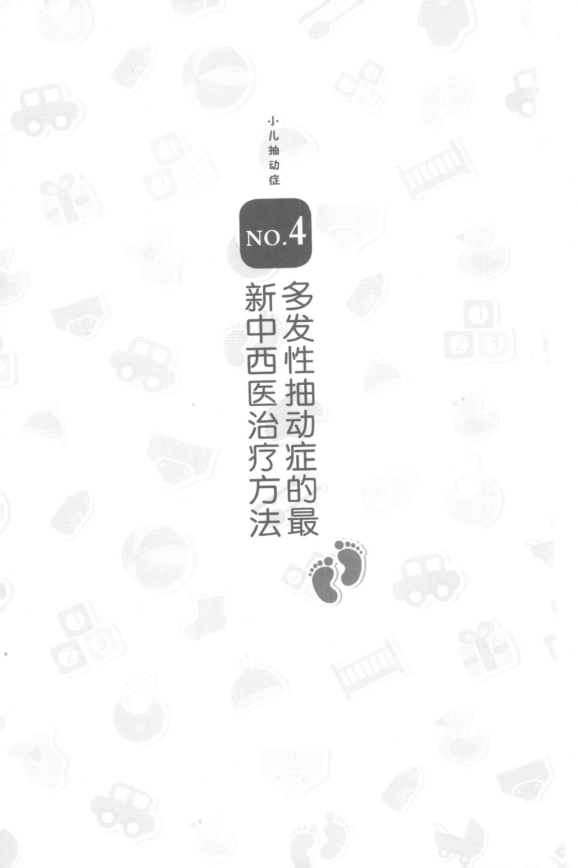

1 儿童多发性抽动症有哪些治疗方法

目前，多发性抽动症无特效治疗。大部分 TS 儿童因抽动或相关行为轻微，能像其他孩子一样正常生活，所以不需要药物治疗，对患儿及其家庭进行心理教育和安慰就足够了；但是对于中重度的 TS 患儿，抽动或共发病会给他们的日常学习和生活带来困扰，故需要相应的药物来帮助他们控制抽动。

一般来讲，TS 的治疗分为药物治疗和非药物治疗。目前治疗的主流还是药物治疗，通过使用药物来控制 TS 儿童的抽动、ADHD 和 OCD 等共发病。ADHD、OCD 带给孩子们的困扰常常超过抽动自身造成的影响，因此针对 ADHD、OCD 的标准药物治疗常常应用于 TS 儿童。不过从理论上讲，用于治疗 ADHD 的药物，如利他林一类的中枢兴奋剂，会加重孩子们的抽动症状，因此对于 TS 儿童，该类药物通常不被推荐使用。然而，也有部分成功治疗 TS 的临床研究不支持上述结论。不同的孩子对药物治疗的反应是不同的，有时候药物治疗的效果是戏剧性的，令人无法解释。TS 儿童病情存在差异，有些孩子经过药物治疗后，抽动被明显控制，而部分孩子疗效欠佳或几乎无效。药物治疗产生的不良反应也存在个体差异。通常这些不良反应令孩子们无法忍受，包括体重增加、疲倦、抑郁等。因此药物治疗并不是一件简单的事情，需要在专家的指导和建议下合理地使用。

药物治疗不是治疗 TS 的唯一方法，各种非药物治疗方法因避免了上述药物治疗的不良反应，日益受到广大 TS 患儿及家长、相关人员的关注。近年来相关理论和治疗方法层出不穷，发展很快。其中，心理治疗可以帮助 TS 儿童及其家长应对疾病带来的各种心理问题。行为疗法（比如综合行为干预）显示出比心理治疗或安慰剂更好的疗效，一些行为治疗可以帮助孩子们以另一种可被接受的抽动替代那些难以被大多数人所接受的抽动，其中习惯逆转疗法是治疗 OCD 的标准方法，该疗法中的一系列测量同样可应用于 TS 儿童。焦虑会加重抽动，各种放松技巧可以减轻 TS 儿童的焦虑。另外还有饮食疗法，现已逐渐受到广大患儿及其家长的关注，虽然缺乏充分的相关研究数据的支持，但仍不失为一种治疗方法，近年来也逐渐在临床应用。临床实践及基础研究显示，中医药治疗部分 TS 儿童，疗效确切，逐渐受到大家的关注。目前，世界各国的 TS 协会及相关人员正在做着各种各样的努力，积极推动非药物疗法的应用。

2 多发性抽动症药物治疗有什么原则

药物治疗可减轻部分 TS 儿童的症状，提高他们的生活质量，但由于药物所导致的副作用，使得药物治疗并不是最好的治疗方法。因此，在决定是否采用药物治疗之前，医务人员需要和 TS 儿童及其家长一起来权衡药物治疗的利弊，尤其需要考虑如下因素：是否需要药物治疗？何时开始？选择哪种药物？药物剂量如何？药物如何增减？何时结束？

药物治疗仅能对症，目前还没有针对病因治疗的药物，而且治疗效果取决于多种因素，例如病情的严重程度，是否有 ADHD、OCD、抑郁等共发病。TS 本身易反复，抽动时轻时重，有时较好的疗效可能与患儿处于疾病本身的间歇期有关。因此药物治疗是一个长期而复杂的过程。

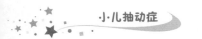

药物治疗的原则如下：

（1）决定目标治疗症状

决定目标治疗症状即寻找最困扰 TS 儿童的症状进行治疗。有时大家的意见会不一致，举例来说，TS 儿童自认为抽动是最困扰他们的症状，而家长则认为孩子们在学校注意力不集中以及一系列异常行为表现才是最应该关注的问题。对此，三方需要彼此协商，达成一致意见后再开始药物治疗。

（2）小量开始，缓慢增量

遵循此原则，可以对药物副作用、药物疗效和病情波动进行相对容易地识别和判断，对一段时间发生的一种变化进行判断相对容易，但若变化太多、太快，病情迅速改善或恶化，则很难分清药物疗效、副作用及病情波动间的主次轻重关系。

（3）停药原则

一般不得突然停药，如果发生急性药物反应等特殊事件，在医生同意后，可以骤停药物。但是五羟色胺再摄取抑制剂（SSRI）类药物除外，因为该类药物骤停会产生戒断症状。

（4）记录 TS 用药日志

及时记录不同药物、不同剂量服用后的体验感受，以便回顾和掌握哪种药物或哪些药物联用可以产生疗效最大化而副作用最小化的效果。

（5）就诊原则

到医院就诊时，要随身携带药物或处方，以便医生可以确切了解患儿的用药情况，给出更合理的治疗意见。

3 治疗多发性抽动症的西医药物有几类

目前用于 TS 治疗的药物有以下几类：多巴胺受体阻滞剂、选择性单

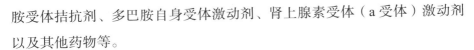

胺受体拮抗剂、多巴胺自身受体激动剂、肾上腺素受体（a 受体）激动剂以及其他药物等。

（1）多巴胺受体阻滞剂

TS 的发病与神经递质失衡及受体异常有关。基底神经节纹状体多巴胺受体超敏感是比较公认的观点。多巴胺受体阻滞剂是抑制抽动最有效的药物。氟哌啶醇（haloperidol）虽然对大多数 TS 患者治疗有效，但易发生肌张力增高及动作减慢等锥体外系不良反应；而硫必利（tiapride）虽然不良反应较轻，但疗效不及氟哌啶醇。

①氟哌啶醇：是最早用于治疗 TS 的药物，作为 D_2 受体阻滞剂，1969 年通过美国食品药品监督管理局批准，用于治疗成人 TS，1978 年获批为儿童 TS 用药。通常作为首选药，有效率为 70%～80%，其最大剂量为 10mg。此药对本病相关行为症状如注意缺陷、多动障碍、强迫障碍等的疗效不明显。虽然抗抽动作用确切，但存在震颤麻痹、迟缓性运动障碍等椎体外系反应，精神抑制，嗜睡，烦躁，性功能障碍等副作用。为了避免或减少氟哌啶醇的锥体外系不良反应发生，要以"低起点、慢增长"为准则，应从小剂量开始，剂量个体化，一般以每天 0.25～0.5mg 开始，3～5 天递增 0.25mg 至起效，儿童常用量为每天 2～8mg，分 2～3 次口服。此外要小剂量维持，症状加重时可临时加大剂量。同时服用等量的盐酸苯海索（商品名为安坦）予以拮抗。

②哌迷清：又称匹莫齐特，是 D_2 受体阻滞剂，是一种选择性中枢多巴胺受体阻滞剂，主要作用是阻滞突触后的多巴胺受体。匹莫齐特与多巴胺 D_2 受体的结合力是氟哌啶醇的 5 倍，其疗效与氟哌啶醇相当，有效率为 60%～70%。镇静和致急性肌张力障碍或迟发性运动障碍的不良反应比氟哌啶醇少，因此副作用少于氟哌啶醇，但会导致严重心律失常和 QT 间期延长，因此常被用作候选药物，用于治疗对常规药物无效的 TS 患儿，并且需要监测患儿脉率及心电图。哌迷清用于治疗 TS 的起始剂量一般为 0.5～1mg，于夜晚睡前一次口服，1 周后可逐渐缓慢上调剂量，

至疗效最佳而不良反应最小为止。儿童每日剂量范围为 1 ～ 6 mg。常用治疗量为每天 2 ～ 4 mg，分 2 ～ 3 次服用。如发生不良反应，可加服抗胆碱药物苯海索 1 ～ 2 mg，每天 2 ～ 3 次。

③硫必利：系一种含甲砜基的邻茴酰衍生物，属苯甲酰胺类，主要作用于中脑边缘系统，具有选择性阻滞多巴胺受体的作用。硫必利对 TS 的治疗有效，抗抽动作用不及氟哌啶醇，但不良反应少，耐受性好，可作为首选药物之一。总有效率为 76%，大多数病例治疗 1 ～ 2 周后见效。硫必利用于治疗 TS 的起始剂量为每次 50 mg，每天 2 ～ 3 次口服；然后根据抽动症情况适当增加剂量，其治疗剂量一般在每天 150 mg 以上时出现症状改善，并随剂量增加疗效也渐显著，以每天 300 ～ 450 mg 为适宜治疗量，分 2 ～ 3 次口服，最大剂量为每天 600 mg。其可单独应用或者与其他药物（如氟哌啶醇、丙咪嗪、氯硝西泮、肌苷或普萘洛尔等）合用。硫必利的不良反应少而轻，可能出现的不良反应有头昏、乏力、嗜睡、胃肠道反应等，内分泌方面除催乳素增高外，其他如对甲状腺释放激素和生长激素等无影响。几乎无锥体外系不良反应，故无须服用抗胆碱药物。偶尔过量达每天 3 ～ 4g 可致神经抑制不良反应，如镇静、运动不能（如动眼危象、牙关紧闭等），可用抗帕金森病药物进行治疗，但实际上这种不良反应在停药后数小时内即可消失。

④舒必利（sulpiride）：是一种选择性多巴胺 D_2 受体阻滞剂，具有较好的抗抽动作用，其口服起始剂量为 50 mg，每天 2 ～ 3 次口服，然后缓慢增加剂量，一般治疗量为每天 200 ～ 400 mg。该药的不良反应较小，以镇静和轻度锥体外系不良反应较常见，通常是一过性或暂时的，故易被患者接受。由于舒必利可以导致催乳素水平明显增高，因此女性患者在使用过程中可能出现溢乳、月经失调或闭经，男性患者可能出现男子乳房女性化。Ho 等报道，治疗 189 例患者，平均 3 ～ 15 岁，165 例男性，疗程为 6 周，结果显示抽动和发声症状明显改善（$P<0.05$），主要不良反应为镇静，占 16.4%。

⑤丁苯那嗪（tetrabenazine）：丁苯那嗪能可逆性地排空突触前多巴胺储备颗粒，并可用为弱的突触后多巴胺受体阻滞剂，具有较强的抗抽动作用，而且很少引起急性肌张力障碍，不会出现迟发性运动障碍等不良反应。开放研究显示，每天若给予 25 ～ 100 mg 的剂量，丁苯那嗪对一系列的过度运动（包括慢性抽动）有作用而且能很好地耐受。其最常见的不良反应包括白天的镇静作用、失眠、焦虑、抑郁、静坐不能和帕金森症状。Jankovic 于 1984 年报道了一项开放性研究结果，9 例用氟哌啶醇及其他药物治疗无效的 TS 患者接受丁苯那嗪治疗，平均疗程为 9.4 个月，其中 4 例抽动症状获得明显且持久（≥ 6 个月）的改善，3 例抽动症状改善轻微且短暂，2 例因不良反应不能耐受而停用。

⑥甲氧氯普胺（paspertin）：商品名为胃复安，又称灭吐灵，属多巴胺 D_2 受体阻滞剂，具有多巴胺受体阻滞作用，主要作用于延髓催吐化学感受器，起中枢性镇吐作用。药物剂量依据 TS 的程度及体质量而异，轻度剂量为 0.5 mg/kg，中度剂量为 1 mg/kg。重度至极重度剂量为 1 ～ 1.5 mg/kg，每天均分 3 ～ 4 次口服。后者还辅以甲氧氯普胺 10 mg 肌肉注射，每天 1 ～ 2 次，连续 3 天。因为 TS 的病理基础系多巴胺受体超敏、乙酰胆碱相对不足，甲氧氯普胺具有拮抗中枢、周围多巴胺受体（主要为多巴胺 D_2 受体）作用，兼有胆碱作用，理论上能阻断多巴胺与 D_2 受体的结合，减少多巴胺效应，相对平衡神经递质的水平。因选择性阻断基底节、中脑 – 大脑边缘系统多巴胺 D_2 受体，故能治疗 TS 抽动症状，调控情绪、思维与行动紊乱。甲氧氯普胺除常用做胃肠动力药物，还能治疗眩晕、血管性头痛及精神分裂症，即使超大剂量使用亦未见心、肝、肾及血细胞中毒反应。故适宜于 TS 患者的治疗，尤其适宜于难以耐受氟哌啶醇不良反应的 TS 患者。

⑦氟奋乃静和三氟拉嗪：吩噻嗪类药物氟奋乃静和三氟拉嗪有阻断多巴胺受体作用，在控制抽动方面与氟哌啶醇和硫必利相比，有近于相等的疗效且有相同的不良反应。作为二线药物，其抗抽动作用确切，副

作用小。氟奋乃静的起始量为每天 4 mg，每周可增加 1 mg，维持量为每天 2 ～ 6 mg，不应超过 10 mg。

⑧钙离子通道阻滞剂：如硝苯吡啶、维拉帕米（商品名为异搏定）和氟桂嗪等，具有阻断突触后多巴胺 D_2 受体及抑制突触前多巴胺 D_1 受体活性作用，可用于治疗 TS。

（2）选择性单胺受体拮抗剂

①氯氮平（elozapine）：是一种弱多巴胺 D_2 受体和强 $5-HT_{2A}$ 受体阻滞剂，有研究报道氯氮平可用于治疗迟发性 TS（指在长期应用精神抑制剂撤药过程中出现的运动性或发声性抽动）。

②利培酮（risperidone）：系苯丙异噁唑衍生物，为选择性单胺受体拮抗剂，与多巴胺 D_2 受体和 $5-HT_2$ 受体有很高的亲和力，从而对中枢神经系统多巴胺和 $5-HT$ 具有拮抗作用。其初始剂量为每天 0.25 ～ 0.5 mg，分 2 次服用；若 1 ～ 2 周症状无改变或仅略有改善者，视情况逐渐缓慢增量，每 3 ～ 7 天可增加 0.25 ～ 0.5 mg，最终用量为每天 1 ～ 6 mg，尽可能使用最低有效剂量。有效率达 73.3%，但药量应慢慢上调，以减少不良反应的发生。利培酮与碳酸锂合用可治疗合并精神症状的 TS。利培酮的常见不良反应为失眠、焦虑、易激惹、头痛和体质量增加等。较少见的不良反应有嗜睡、疲劳、头昏和注意力下降等神经系统症状，便秘、消化不良、腹痛、恶心和呕吐等消化系统症状，也可出现视物模糊或皮疹等过敏反应，若这些不良反应较轻，可继续用药。与氟哌啶醇等药物相比较，利培酮的锥体外系不良反应较少，这一优点使其更容易被患儿及家长所接受。但也可出现运动迟缓、肌张力增高、震颤、流涎、静坐不能和急性肌张力障碍等锥体外系不良反应。若出现这些不良反应，可加用抗胆碱药物。

③奥氮平：对 D_1 受体、D_2 受体、D_4 受体、$5-HT_{2A}$ 受体、$5-HT_{2C}$ 受体、α_1- 肾上腺素受体有较高的亲和力，为非典型抗精神病药。相对于 DA 受体，奥氮平对 $5-HT$ 受体的作用更大，因此很少出现锥体外系副作

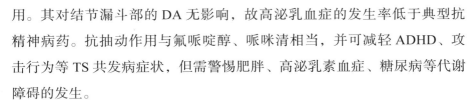

用。其对结节漏斗部的 DA 无影响，故高泌乳血症的发生率低于典型抗精神病药。抗抽动作用与氟哌啶醇、哌咪清相当，并可减轻 ADHD、攻击行为等 TS 共发病症状，但需警惕肥胖、高泌乳素血症、糖尿病等代谢障碍的发生。

④喹硫平：阻滞 $5-HT_{1a}$ 受体、$5-HT_2$ 受体、D_2 受体、组胺 H_1、α_1-肾上腺素受体、α_2- 肾上腺素受体，具有抗抽动而副作用小的特点。

⑤齐拉西酮：阻滞 $5-HT$ 受体、D_2 受体以及 $5-HT$、肾上腺素、去甲肾上腺素等神经递质。由于几乎没有致肥胖的副作用，日益受到肥胖 TS 患者的青睐。虽然可导致 QT 间期延长，但当抗抽动药物使用无效时，仍可尝试使用齐拉西酮。

⑥阿立哌唑：具有特殊的抗抽动机制，可部分激动 D_2 受体、$5-HT_{1a}$ 受体、$5-HT_{2C}$ 受体，阻滞 $5-HT_{2A}$ 受体。作为新的抗抽动药物，虽然存在嗜睡、失眠、乏力、恶心、颤抖、焦虑等副作用，但程度轻、持续时间短暂，患儿的依从性较好，成为英国和欧洲致力于抽动症研究机构的一线用药。

（3）肾上腺素受体（a 受体）激动剂

可乐定（clonidine）：又称氯压定，是中枢性 a_2 受体激动剂。系一种中枢性降压药，小剂量作用在突触前 a_2 受体，大剂量作用在突触后 a_2 受体。其抗抽动症作用是通过刺激突触前 a_2 受体从而反馈性抑制中枢去甲肾上腺素的合成和释放，以减弱中枢去甲肾上腺素的活动。由于可乐定抑制蓝斑区突触前去甲肾上腺素的释放而使抽动症状减轻，并能改善伴发的注意力不集中和多种症状，是目前国外治疗 TS 应用最多的药物。其疗效不及氟哌啶醇和匹莫齐特，但较安全，有效率为 22%～70%。由于可乐定没有致迟发性运动障碍的危险，临床上常将其作为治疗轻至中度 TS 患者的首选药物。可乐定的剂型有口服片剂和经皮肤治疗贴片（透皮慢释放剂）2 种。可乐定口服起始剂量为每天 0.025～0.05 mg，然后逐渐上调至最小的有效剂量，通常每 3～5 天增加 0.05 mg，学龄儿童全天治疗剂量在 0.15 ～ 0.25 mg，或 3 ～ 4 μg/（kg·d），0.3 mg 以上时易出现不良反应。开始用药时每日服用 2 次，由于其半减期较短，以后每日药量需分 3 ～ 4 次服用，每日总量一般不超过 0.5mg。可乐定的起效时间较氟哌啶醇慢，通常需服药 4 ～ 6 周方可观察到有无疗效。对口服制剂耐受性差者，可使用可乐定贴片治疗。国产可乐定贴片每片含 2 mg，每片释药速率为每天 0.07 ～ 0.1 mg，一般贴在两侧耳后。每次 0.5 ～ 1 片，每隔 6 天换贴片 1 次。一项报道显示，119 例患儿中 65 例采用了可乐定透皮贴剂，54 例用氟哌啶醇治疗，4 周后对 2 组进行比较，可乐定透皮贴剂治疗组抽动症状减少 61.5%，而氟哌啶醇治疗组减少 41%，仅有 1 例患者发现血压下降和眩晕。

（4）其他

①氯硝西泮（clonazepam）：为苯二氮䓬类药物，选择性作用于大脑边缘系统，与中枢苯二氮䓬受体结合，促进 g- 氨基丁酸（GABA）释放而起作用。苯二氮䓬类药物氯硝西泮可用于治疗 TS，尤其适用于伴行为问题如易激惹或焦虑患者的选择用药。Steingard 于 1994 年以氯硝西泮与可乐定联用，使一组 TS 伴发注意缺陷多动障碍患者的症状平均消退 50%。小儿起始剂量为 10 ～ 20μg/（kg·d），分 2 ～ 3 次服用，以后逐渐递增，一般用量为每天 1 ～ 2mg，较大儿童开始每天 0.5 ～ 1 mg，分 2 ～ 3 次服用，最高剂量为每天 4 ～ 6 mg。常见不良反应为嗜睡、头昏、乏力、眩晕，严重者可产生共济失调和行为障碍。遇此现象应及时减量或停药，停药时也需递减。

②丙戊酸钠（sodium valproate）：丙戊酸钠治疗 TS 的机制可能与其提高脑内 γ- 氨基丁酸（GABA）水平，减少脑内兴奋性氨基酸（EAA）含量有关。朱梅芳于 1997 年报道，对 30 例年龄在 6 ～ 11 岁的 TS 患儿采用丙戊酸钠控释片治疗，其中单用丙戊酸钠控释片治疗 17 例，在已服氟哌啶醇、硫必利时出现抽动症状反复时加用丙戊酸钠控释片治疗 13 例，剂量为 20 ～ 30 mg/（kg·d），经临床 3 个月治疗观察，有效率达

80%。

③肌苷（inosine）：肌苷是嘌呤类代谢的中间产物，活体内的肌苷主要来自腺苷脱氨降解，其作为药物被认为可参与能量代谢和蛋白质合成，可用于改善代谢的辅助治疗。肌苷也可通过血脑屏障快速进入中枢神经系统。于多巴胺神经元轴突末梢部位起类似氟哌啶醇的多巴胺受体拮抗作用。据报道单独用肌苷治疗 TS 的近期有效率在 75％左右，且使用安全，无任何毒性及不良反应。

④肉毒杆菌毒素（botulinum toxin，BTX）：近年来发现 A 型 BTX 能阻断神经肌肉接头处乙酰胆碱的释放，产生一种化学性失神经支配作用，使局部肌肉持续性麻痹 3 ～ 4 个月，达到治疗目的。与不自主肌肉收缩相关联的某些疾病肌注该药有效。有研究认为肌注 BTX 对肌张力障碍和 TS 患者的治疗均有效，且有较好的耐受性。对有痛性肌张力障碍的 TS 患者，抽动肌肉局部注射该药有效。

⑤司来吉兰（selegiline，又名丙炔苯肼胺）：司来吉兰是一种选择性剂量依赖性不可逆的 B 型单胺氧化酶抑制剂，常用剂量为 2.5 ～ 5mg，每天 2 次，其在每天 15 mg 或更小的剂量下能够选择性抑制脑内 B 型单胺氧化酶。已有研究表明其可用于 TS 伴发注意缺陷多动障碍的治疗。

⑥尼古丁（nicotine）：其对中枢神经系统有复杂的药理作用，牵涉到多巴胺和胆碱通道。当尼古丁与其他药物合用时，可提高控制抽动的疗效。Sanberg 于 1988 年首先应用尼古丁口香糖和氟哌啶醇治疗 2 例 TS 患儿。具体方法为在原来所用氟哌啶醇的基础上，患儿每日咀嚼尼古丁口香糖 2 次，结果其抽动症状减少，疗效持续达 40 ～ 60 分钟。吸烟时吸入的尼古丁也能控制 TS 患者的抽动症状。有 1 例患者每天吸烟 20 支，抽动症状明显减轻，但戒烟后抽动症状立即加重。

⑦托吡酯（topiramate，商品名为妥泰）：是一种具有多种作用机制的新型抗癫痫药物，临床试用于治疗 TS 患者显示出一定的疗效。Jankovic 等报道一项随机、双盲、安慰剂对照的前瞻性研究，有中度和重度 TS 症

状的 29 例患者中女性 26 例，平均年龄 16.5 岁，用量为平均每天 118 ms，70 天后发现症状得到明显控制，与对照组比较，P=0.0259。

⑧阿立哌唑（aripiprazole）：口服阿立哌唑 5～30mg/d，最大日平均量为 14mg/d。出现锥体外系不良反应者，加用苯海索 2～4mg/d。失眠可给予艾司唑仑（商品名为舒乐安定）对症处理，有效率为 73.2% 左右。阿立哌唑治疗 TS 的疗效与氟哌啶醇相当，且治疗过程中锥体外系不良反应的发生率明显少于氟哌啶醇组。阿立哌唑是首个获美国食品药品监督管理局（FDA）批准的多巴胺系统稳定剂。与其他抗精神病药物拮抗多巴胺受体不同，其与多巴胺 D_2、D_3、$5-HT_{1A}$、$5-HT_{2A}$、$5-HT_{2B}$ 受体具有高亲和力。在多巴胺功能不足的脑区，阿立哌唑作为激动剂起作用，部分激动多巴胺 D_2 受体，使多巴胺信号达到稳定正常水平，在多巴胺功能亢进的脑区，作为拮抗剂起作用，使多巴胺功能恢复到正常水平。阿立哌唑耐受性良好，锥体外系不良反应低于其他抗精神病药，但恶心、呕吐发生率相对较高。

⑨联合应用镁和维生素 B_6：前瞻性、双盲、对照研究报道，联合应用镁和维生素 B_6 可以减少 7～14 岁恶化性 TS 的运动和秽语症状。这 2 种药物对人体比较安全，一般作为儿童和成人食品维生素和微量元素的添加剂。在治疗 TS 时，口服镁的用量为 0.5mEq/（kg·d），维生素 B_6 2mg/（kg·d），3 个月为一疗程，以抽动为评估指标，发现治疗组与对照组相比较，抽动症状减少（$P<0.05$）。在治疗剂量时一般没有不良反应，但要注意镁不能与钙同时口服，因为影响其吸收。代偿性和急性肾功能衰竭患者，重症肌无力、糖尿病、库欣（Cushing）病为禁忌证，钙代谢异常的患者要慎用，赋形剂可引起过敏反应。吡多胺 a- 酮戊二酸糖浆在治疗剂量和大量应用时，未发现任何禁忌证和不良反应。赋形剂可导致过敏反应，包括支气管痉挛，特别是先前有哮喘患者，且不能与其他药物同时口服，以防影响吸收率。镁离子缺乏可导致神经肌肉兴奋性增高，引起焦虑、抽动、舞蹈、手足徐动症。低镁血症和维生素 B_6 缺乏时导致

犬尿氨酸酶增高，这种酶与抽动、秽语和焦虑有关，引起去甲肾上腺素释放，局灶性运动亢奋，抽动，增高血喹啉酸，降低 5-HT 水平，阻滞 GABA 受体；血镁下降也减少维生素 B_6 的活性，抑制碱性磷酸酶，增加交感神经兴奋，升高糖皮质激素的敏感性。

⑩丙种免疫球蛋白：一项研究报道，在 60 例 6～16 岁的 TS 患儿中，应用免疫印迹技术和原位杂交技术发现 10 例患儿存在抗细胞核抗体，7 例患儿发生抗药性，应用 1 个疗程的丙种免疫球蛋白后，患儿抽动和秽语症状明显减退，自主行为有所改善，疗程维持 6 个月。推测其发病机制，TS 患者可能由于自身免疫机制产生自身抗体，损伤纹状体多巴胺能系统而产生运动过度症状。

4 多发性抽动症有哪些西医药物的补充和替代治疗方法

由于缺乏治疗 TS 的特效药物，因此补充和替代治疗悄然兴起，该医学也称为综合医学，是传统西医学之外的医学体系，包括各种卫生保健产品及实践活动等。与 TS 相关的补充和替代治疗包括营养疗法、身心治疗、各种操作和手法治疗、能量疗法及各种替代治疗。相关文献报道，大约 10% 的患儿在治疗过程中使用过补充和替代治疗。食物添加剂，铜、镁、锌、铁等微量元素及螯合剂缺乏，铅中毒等参与抽动症发病，因此营养疗法包括补充相关微量元素，避免食用致抽动的食品等，而中药在辨证治疗 TS 方面有一定的疗效。身心治疗包括放松、催眠、导引、冥想、瑜伽、生物反馈、太极、气功、认知行为疗法、群体支持、自律训练、精神治疗、祷告等。其中生物反馈主要用于监测患儿无意识、自主的反应，通过传感器将患儿的身体和计算机连接起来，随时记录患儿的脑电波变化。而推拿、捏脊、针灸等传统中医疗法在减压、缓解肌肉疼痛等方面是有效的。能量疗法包括磁疗、光疗、抚触治疗等。顺势疗法、物理疗法、生态疗法、芳香疗法等替代治疗也有一定的作用。但补充和替代治疗并不是治疗的主流，TS 患儿的治疗目前还是以药物治疗为主。

专家提醒:

多发性抽动症的补充和代替疗法有一定的优势，推拿、捏脊、针灸等传统中医外治疗法具有绿色、无毒副作用的特点。

5 中医如何治疗和解读多发性抽动症

中医学认为本病病位核心在肝，与心脾肺肾相关。因小儿肝常有余，肝为刚脏，体阴而用阳，喜条达而主疏泄，为风木之脏，主藏血，藏魂，主筋，主风，其声为呼，其变动为握，开窍于目，故肝风妄动之不由自主动作，如挤眉、眨眼、皱鼻、咧嘴、摇头、扭颈、耸肩，以及怪声秽语等，均与肝病有关。本病的发病原因与情志不遂、外感六淫有关，病变部位以肝为主，病理因素以痰火搏结、肝气疏泄太过为主。病性属本虚标实，即以脾气虚、肝肾阴虚为本，以阳亢风动、风痰鼓动为标。

多发性抽动症是慢性疾病，需要长期服药，但因其少有嗜睡、乏力、肥胖、心悸等不良反应，患儿及家长的治疗依从性较好。气郁化火证，肺阴受损证，肺感外邪证，肾虚肝旺证，土虚木亢证，阴虚风动证，脾虚痰聚证，脾虚肝亢证，风痰内扰证等是临床比较常见的证型。因肾虚肝亢、肝风内动，肝郁化热，心肝火旺，脾虚痰聚或脾虚肝旺、风痰内扰等致风动而病，发为抽动。医生常结合患儿病机特点及证型，因人、因时、因地制宜进行辨证论治。临床多以滋肾平肝、健脾化痰、扶土抑

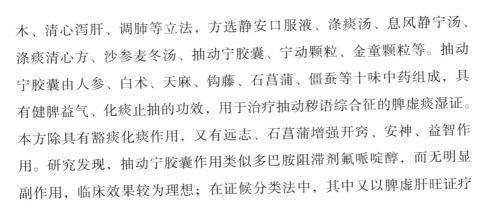

木、清心泻肝、调肺等立法，方选静安口服液、涤痰汤、息风静宁汤、涤痰清心方、沙参麦冬汤、抽动宁胶囊、宁动颗粒、金童颗粒等。抽动宁胶囊由人参、白术、天麻、钩藤、石菖蒲、僵蚕等十味中药组成，具有健脾益气、化痰止抽的功效，用于治疗抽动秽语综合征的脾虚痰湿证。本方除具有豁痰化痰作用，又有远志、石菖蒲增强开窍、安神、益智作用。研究发现，抽动宁胶囊作用类似多巴胺阻滞剂氟哌啶醇，而无明显副作用，临床效果较为理想；在证候分类法中，其中又以脾虚肝旺证疗效最好。

多发性抽动症中医如何辨证施治

（1）从肝辨治

朱先康等认为小儿身体无论什么部位抽动，皆属于风。小儿肝常有余，神气怯弱，肝属木而主风，风善行而数变。无论外感六淫或内伤饮食，还是责罚训斥，均可因受邪或气滞郁热而导致肝木旺盛。张莹莹等从肝论治抽动-秽语综合征，其立论依据有：①抽动-秽语综合征发病的根源在于肝失疏泄；②肝主筋、主动，肝病及筋可表现多部位抽动症状；③抽动-秽语综合征伴有行为障碍与肝藏魂的功能失调有关。张莹莹等自拟钩藤郁金汤治疗，临床观察近期疗效与氟哌啶醇相当，远期疗效优于氟哌啶醇，未见毒副作用。黄育志等亦从肝论治，并根据患儿表现提出治肝之法有平肝、清肝、柔肝、疏肝之分。具体治法如下：①平肝是治疗多发性抽动症的基本方法，适用于头面部动作较多者，予天麻钩藤饮加减治疗；②清肝泻火明目是治疗小儿抽动症之瞬目症的主要方法，以龙胆泻肝汤加减治疗；③养血柔肝主要用于以四肢动作为主要表现者，自拟柔肝煎治疗；④疏肝健脾化痰主要用于口鼻动作较多者，采用柴胡疏肝饮加减。陈伟斌等将其辨证为肝郁化火动风和肝肾阴虚动风两证，临证运用丹栀逍遥散与六味地黄汤加减施治，加用针刺治疗，穴位取百会、大椎、神门、肝俞、胆俞等，总有效率达91.7%。

（2）从痰饮辨治

张霞等认为小儿多发性抽动症属"痰饮"范畴，病因病机与"痰"和"瘀"有关。痰凝则血瘀，血瘀则痰滞，痰瘀互结，可产生各种复杂表相，并使病症缠绵难愈。治疗以涤痰化瘀为大法，用涤痰汤为主方随症加减，结果显示疗效明显，作用维持时间较长。朱先康等依据"怪病多因痰作祟"，结合患儿常喉中有痰声，或作咳痰状，此为"痰"之征，认为病机主要是肾虚肝旺、风痰阻络，治以息风豁痰之法，取得较为满意疗效。

（3）从脾辨治

艾小文等认为脾运失健、脾虚肝旺为病之本，脾虚痰湿内生，肝旺生风生热，从脾论治小儿抽动-秽语综合征，治以运脾化痰、息风止痉，方用陈皮、半夏、钩藤、丹参、菊花、防风、天麻、生龙骨、全蝎等治疗。张帆等从五行学说分析，土虚金弱木旺，土不生金，肺金不足，内外风动是导致该病的原因之一，方以六君子汤益气健脾、培土生金，土旺则肝木自平。临床发现，应用本法，不仅治愈抽动症状，也可改善患儿面色、食欲、免疫能力等全身状况。方思远认为脾虚是本病的病理基础，风动痰扰是本病的主要病机，健脾化痰息风是治疗本病的有效方法，并自拟"治抽动方"，药用党参、钩藤、茯苓、半夏、僵蚕、陈皮、全蝎、天竺黄、黄芪、牡蛎等随症加减治疗，取得较好的疗效。

（4）从肝肾辨治

孔群等认为"脏腑柔弱、阴阳稚嫩、神气怯弱"是小儿对多发性抽动具有易感性的体质和内因，而肾虚肝旺、风阳鼓动是小儿抽动的基本病机，风、痰是本病的主要病理因素。因此提出滋阴平肝、息风化痰的

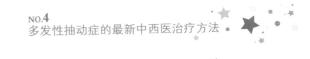

基本治法。朱先康等认为肾虚肝旺、风痰阻络是本病的主要证型，以滋肾平肝、息风涤痰为主要治疗方法，选用"定抽颗粒"治疗，效果优于西药泰必利。邹治文等认为本病最突出的症状是"抽动"，肝主筋，故其病位在肝。肝肾同源，肾阴不足，肝阴亦虚，阴虚则肝阳偏亢。治疗上根据"治病必求本"的原则，采用"滋肾平肝"系列方，不但能控制多发性抽动，消除喉声，同时能增强记忆力，集中注意力，增加食欲，改善睡眠，消除易惊、遗尿等症状。从而起到增强体质、全面调节、不再复发的作用，充分体现了中医治病的整体观念。

（5）从肺辨治

本法强调以调肺利窍、祛邪逐寇为主，将疾病消灭在萌芽阶段，并通过清除病灶，避免滋生变证，强肺固卫，增强抵抗外邪的能力。肺主呼吸，外合皮毛，外邪易于乘虚侵犯肺卫，要注意气候变化，尤其是秋冬季节，要注意保暖，防止受凉感冒。当患儿发热时，要积极治疗，防止热动肝风而抽搐加重。避免尘烟、煤气等刺激。鼓励患儿多参加户外活动，增强抗病能力。

TS本源在肝，乃风痰鼓动，横窜经隧，阳亢有余，阴精不足，动静变化失衡所致。而"鼻为肺之窍""喉为肺之门户"，肺气腘郁，宣肃失职，清窍失聪，浊窍不利，形成慢性病灶，成为抽动症发生发展的诱因，抽动不得恢复，时轻时重，迄无已时。故本法治疗抽动症主要是从肝肺两脏入手，平肝息内风，通窍祛外风。通过调肺利窍，益气护卫，驱邪逐寇，内宅得安，把抽动消灭在萌芽阶段，且可清除病灶，避免滋生变证，以收一举两得之功。

7 多发性抽动症有哪些常用中药

小林今年9岁，患有抽动症1年余，爸爸妈妈、爷爷奶奶、姥姥姥爷六个人围着这一个小宝宝，对小林照顾得特别精心。小林的爸爸妈妈认为西医发达，愿意带孩子看西医，可爷爷奶奶、姥姥姥爷希望孩子看中医吃中药，听说中医治疗效果不错，想了解一下相关的知识。那么，中医到底是怎么治疗多发性抽动症的，效果如何呢？

中药治疗儿童多发性抽动症应立足于审证求因、辨证论治，拟方选药应紧扣病机。肝风内动是本病的主要病理特征，根据"风胜则动"的原理，不管任何部位的抽动，中医理论皆称为"风"。风为阳邪，其性善行数变，其特征流动急速，容易激荡，变化很快，或上或下。本病辨证分型主要为肾虚肝亢证、脾虚痰聚证、脾虚肝旺证、肺气虚弱证等，但均表现为肝风内动。风木旺必克脾胃，故当先实其脾土，后泻其肝木，健脾平肝为治疗本病的关键。脾虚痰聚者当健脾化痰，平肝息风，在此基础上注重化痰通络药物的应用，以使脾气得健，痰湿得化，肝木条达，抽动得以平复。在治疗过程中根据脾虚肝亢的临床表现轻重，选择不同药物配伍治疗。临床常用药物分类见表4-1。

表4-1　抽动症常用中药列表

滋肾平肝	健脾化痰	扶土抑木	舒经活络	调肺
生地黄	陈皮	党参	木瓜	辛夷
知母	半夏	淮山药	伸筋草	苍耳子
生龙齿	白术	柴胡		白芷
龟甲	青礞石	白芍		山豆根
鳖甲	胆南星	防风		牛蒡子
天麻		蜈蚣		蝉衣
乌梢蛇		全蝎		玄参
生牡蛎		地龙		
栀子		僵蚕		
钩藤				

专家提醒:

中药治疗儿童多发性抽动症应立足于审证求因、八纲辨证、辨证论治,拟方选药紧扣病机。

8 如何运用中药治疗多发性抽动症

小马今年9岁,患有抽动症1年半,父母担心小马长期服用西药会有很多副作用,于是到处打听中医是否可以治疗小马多发性抽动症,医生告诉小马的爸爸中医可以治疗小马的疾病,而且中医治疗该病副作用远远小于西医的副作用,中医根据患者的临床表现,四诊合参,辨证论治。那么中医是如何治疗该病的? 多发性抽动症的中医常见证型有哪些?

中医治疗多发性抽动症的临床表现、治疗方法、经验方、用法阐述如下:

(1)肝亢风动证

【主症】挤眉眨眼,咧嘴,耸肩,仰脖,肢体抽动,口出异声。

【兼症】面红目赤,烦躁易怒,发作频繁,抽动有力,大便秘结,小便黄,舌红苔黄,脉弦数。

【治疗方法】清肝泻火,平肝息风。

【经验方】泻青丸加减。药物组成:龙胆、大黄(酒炒)、防风、羌活、栀子、川芎、当归、青黛。

【用法】口服,一次7g,一日2次。

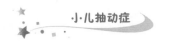

（2）脾虚痰聚证

【主症】挤眉眨眼，咧嘴，耸肩，仰脖，肢体动摇，口出异声。

【兼症】面色萎黄，体瘦，精神不振，胸闷作咳，脾气乖戾，夜睡不稳，纳少，舌质淡，苔白或腻，脉沉滑或沉缓。

【治疗方法】健脾化痰，平肝息风。

【经验方】温胆汤加减。药物组成：法半夏8g，茯苓15g，陈皮5g，竹茹8g，枳实8g，甘草5g，天竺黄10g，薏苡仁15g，石菖蒲10g。

【用法】水煎服，日一剂，早晚分服。

（3）脾虚肝旺证

【主症】挤眉眨眼，咧嘴，耸肩，仰脖，肢体动摇，口出异声。

【兼症】精神倦怠，面色萎黄，胸闷，叹息胁胀，厌食，夜卧露睛，形瘦性急，大便稀溏或干结，舌质淡或红，苔薄白，脉沉无力。

【治疗方法】扶土抑木，平肝止抽。

【经验方】钩藤异功散加减。药物组成：太子参10g，茯苓10g，白术10g，白芍10g，甘草6g，钩藤10g，陈皮10g，半夏9g，焦三仙10g，鸡内金10g，谷麦芽9g，生姜6g，大枣10g。

【用法】水煎服，日一剂，早晚分服。

（4）阴虚风动证

【主症】挤眉眨眼，咧嘴，耸肩，仰脖，肢体动摇，口出异声。

【兼症】形体消瘦，两颧潮红，五心烦热，性情急躁，睡眠不稳，大便干燥，舌红苔少，脉细数。

【治疗方法】滋阴潜阳，柔肝息风。

【经验方】三甲复脉汤加减。药物组成：炙甘草15g，干地黄15 g，生白芍15 g，麦冬（不去心）15g，阿胶9 g，麻仁9 g，生牡蛎15g（先煎），生鳖甲20g（先煎），生龟甲30g（先煎）。

【用法】上药用水1.6L，煮取600mL，分三次服。

（5）痰火扰神证

【主症】起病急骤，表现为头面、躯干、四肢等多部位剧烈抽动，口出秽语或异声。

【兼症】烦躁口渴，睡眠不稳，舌红、苔黄或腻，脉弦滑。

【治疗方法】清火涤痰，镇惊止抽。

【经验方】礞石滚痰丸加减。药物主要成分为金礞石（煅）、沉香、黄芩、熟大黄。

【用法】口服，一次 6～12g，一日一次。

专家提醒：

抽动症患者的治疗不能寄希望于有什么一次见效的灵丹妙药，必须坚持长期用药，合理的调护，以及适当的体育锻炼。

9 如何运用针灸疗法治疗儿童抽动症

小红的爷爷是名老中医，小红 2 年前被诊断为多发性抽动症，爷爷一直用针灸为小红治疗疾病，抽动症状较 2 年前已经减轻了很多。中医针灸真的能治疗多发性抽动症吗？针灸治疗疾病的原理是什么？

在正常的生理情况下，机体处于经络疏通、气血畅达、脏腑协调、阴阳平衡的状态。而在病理情况下，则经络壅滞，气血不畅，脏腑失调，阴阳失衡。针灸治疗本病就是通过针刺或艾灸腧穴，以疏通经络气血，调节阴阳平衡，达到治疗疾病的目的。

针灸疗法通过疏通经络气血，调节身体阴阳平衡来治疗疾病，因其疗效确切，副作用小，近年来逐渐被应用到 TS 的治疗中。主要分为体针、头皮针、耳针、腕踝针、针刺埋线、穴位注射、三棱针等多种疗法。其中，头针加传统针刺法为临床常用疗法。头针选取的主穴有：额中线、顶中线、顶旁1线、头部舞蹈震颤区、精神情感控制区、百会、四神聪、风池、神门、内关、太冲、合谷、印堂等。多发性抽动症与神志相关，故选取额中线主治神志病，主治舌、眼、咽喉部疾病；顶中线和顶旁1线主治下肢抽动；头部舞蹈震颤区主治对侧肢体不自主运动和震颤；精神情感控制区调控情志；百会、印堂、四神聪调节情志，主治神志相关症状；内关乃心包络穴，可调理心气，促进气血运行；太冲为足厥阴肝经的输穴和原穴，可疏肝理气，平肝潜阳；合谷为手阳明大肠经的原穴，可调控面部抽动症状。

刺法常采用头针刺法，常规消毒针刺部位，一次性不锈钢毫针与头皮呈15°～30°角刺入相应头部穴位，到达帽状腱膜下，快速捻转3～5次，留针45分钟，留针期间每隔15分钟进行间歇行针。通常采用补法、泻法或平补平泻法，隔日1次，3个月为1疗程。并可根据不同症状选取相应配穴，见表4-2。

表4-2 抽动症头针疗法常用配穴表

症状	配穴
眨眼、皱眉	枕上正中线、额旁1线、太阳、丝竹空、攒竹
皱鼻	迎香
噘嘴、咧嘴	地仓、颊车
异常发音、咽痒、喉中有痰	颞后线、天突、廉泉、申脉、照海、丰隆
肢体抽动	顶颞前斜线
扭颈	颈夹脊
耸肩	肩髃
脾气急躁	大陵、劳宫

续表

症状	配穴
注意力不集中	定神针
智力低下	本神、神庭
睡眠异常	足三里、三阴交
反复呼吸道感染、过敏性鼻炎	迎香、足三里及相应背俞穴

头皮针在进针时必须避开发囊、瘢痕及局部感染处，以免除疼痛等。额、颞部腧穴针灸时痛感较强，可嘱托患儿屏住呼吸，深吸一口气，暂停呼吸，进针则无痛感。针体宜与头皮成15°～30°角，或采用沿皮刺的方法，以免刺入头皮的肌层或骨膜，引起疼痛和出血。对头皮坚硬者，推进针体时可稍微捻转，以助针体刺入；推进针体时如若遇到阻力，可将针体退出少许，改变针尖方向再行推入。针刺的深度和方向应结合患者的年龄、体质及对针刺痛疼的耐受程度。

专家提醒：

针灸疗法专业性强，不易操作，需要在医生等专业人士的指导下进行治疗。家长最好不要自行操作，以免发生不必要的损伤。

10 小儿推拿的常用穴位和手法

小儿推拿疗法，简单、方便、有效，不受设备、医疗条件的限制，又能免除患儿服药、打针之苦，因此深受患儿及其家长的欢迎。小儿推拿的穴位特点，主要表现在特定的穴位上。这些穴位大多集中于头面及上肢部，且穴位不仅有点状，也有线状和面状。点状，即一个点是一个穴位，如手背腕横纹中央点即是一窝风穴（相当于针灸的阳池穴）。线状，即从一点到另一点连成的一条线，如前臂的三关穴和六腑穴都是线状穴。面状，即人体的某个部位就是一个穴，如整个腹部为腹穴。临床操作中，一是强调先头面、次上肢、次胸腹、次腰背、次下肢的操作程序；二是强调手法的补泻作用；三是重视膏摩的应用和使用葱汁、姜汁、滑石粉等介质进行推拿，这样既可保护娇嫩皮肤不致擦破，又可增强手法的治疗作用。

小儿推拿的对象，一般是指 5 岁以下的小儿；用于 3 岁以下的婴幼儿，效果更佳。其治疗范围比较广泛，如泄泻、呕吐、疳积、便秘、厌食、脱肛、感冒、发热、咳喘、惊风、遗尿、肌性斜颈、斜视、小儿瘫痪等症。

❁ 小儿推拿常用穴位

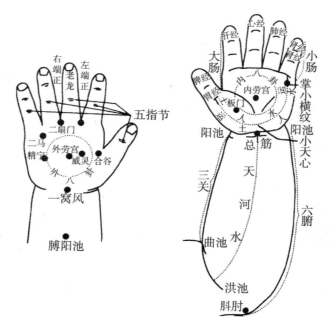

图 1　小儿特定穴上肢图

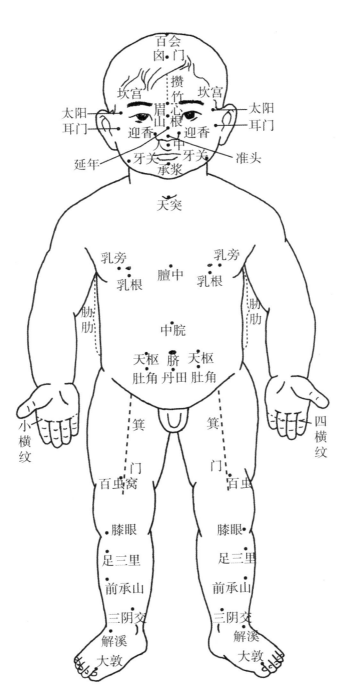

图 2 小儿特定穴正面图

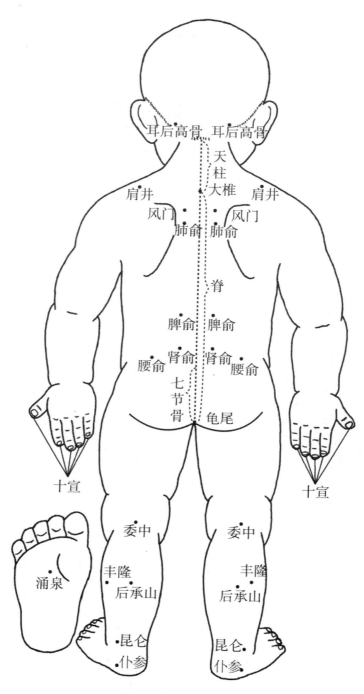

图3 小儿特定穴背面图

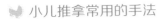

小儿推拿常用的手法

（1）推法：用拇指或食、中二指螺纹面沿同一方向运动，称为"推法"。

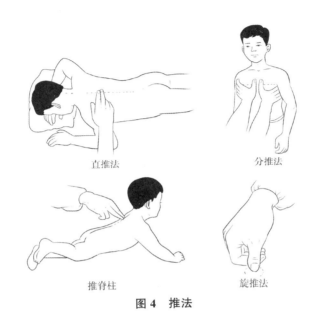

直推法 　　　　　　　　　分推法

推脊柱 　　　　　　　　　旋推法

图 4　推法

（2）拿法："拿法"是用拇指和食、中两指相对用力（或用拇指和其余 4 指相对用力），提拿一定部位或穴位，做一紧、一松的拿捏。

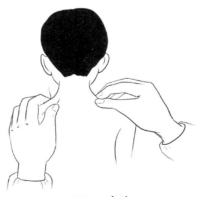

图 5　拿法

（3）按法:"按法"是用手指或手掌按压小儿的一定部位或穴位,逐渐用力向下按压。

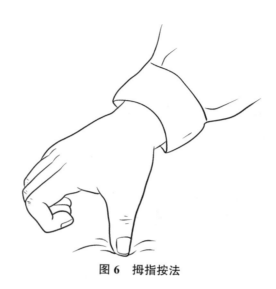

图6 拇指按法

（4）摩法:"摩法"是用食指、中指、无名指和小指指腹或手掌掌面放在一定部位,以腕关节带动前臂,沿顺时针或逆时针方向做环形抚摩。频率是每分钟120次。

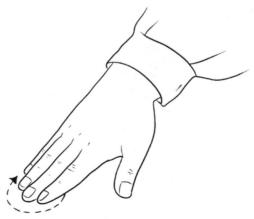

图7 指摩法

（5）捏法（捏脊）：捏法是用拇指、食指、中指三指轻轻捏拿肌肤，作用于背部正中，又叫"捏脊"。从"长强穴"到"大椎穴"成一直线，操作时应由下向上捏拿。捏脊有两种方法：一种是拇指在前，食指在后；另一种是拇指在后，食、中两指在前。在捏脊时，每捏 3 ~ 5 遍后，在第 4 或第 6 遍时，每捏 3 次，将肌肤捏住向上提拉 1 次，称"捏三提一"，也可以"捏五提一"。

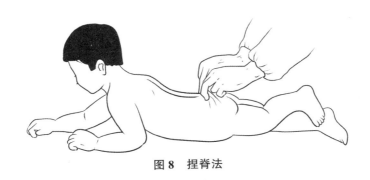

图 8　捏脊法

（6）揉法："揉法"是用手指的螺纹面、大鱼际或手掌，作用于一定的部位或穴位，做环形揉动。

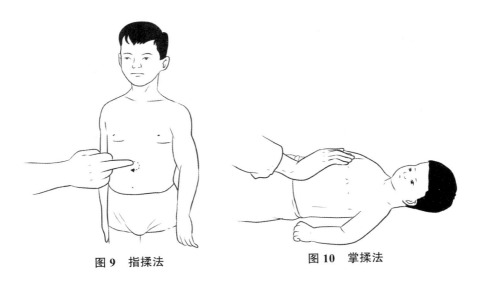

图 9　指揉法　　　　**图 10　掌揉法**

（7）掐法："掐法"是用指甲着力重按穴位。

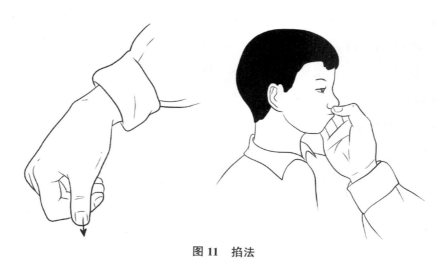

图 11　掐法

（8）擦法："擦法"是用手掌、鱼际或食、中指二指螺纹面着力于一定的部位，做往返的直线擦动。

（9）搓法："搓法"是用双手的掌面夹住或贴于一定部位，相对用力做快速搓转或搓摩，并同时做上下往返的移动。

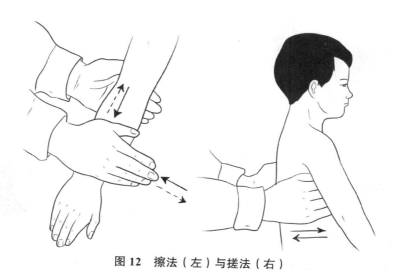

图 12　擦法（左）与搓法（右）

（10）摇法："摇法"是用一手持住肢体或关节的近端，另一手持住关节的远端，做一定幅度的摇动，如摇颈。

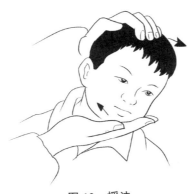

图 13　摇法

11 如何运用小儿推拿疗法治疗儿童抽动症

小鱼今年 9 岁，患有抽动症半年余，一直服用药物治疗，小鱼的妈妈听同班同学的妈妈说他们家孩子也是抽动症，他们选择药物治疗配合推拿治疗。小儿推拿也能治疗多发性抽动症？有了这个疑惑后，小鱼的妈妈上网了解了小儿推拿的好处，期望自己能够学会推拿技术，希望自己能够每天给孩子做治疗。那么，非医学专业人员能学会小儿推拿技术吗？

小儿推拿疗法简便易学，操作者用手在小儿体表穴位或其他部位施加一种物理性刺激，用这种刺激激发小儿机体自身的调节作用，纠正脏腑阴阳的偏差，扶正祛邪，调整小儿的脏腑功能，增强机体的抗病能力，以达到防病治病的目的。

小儿推拿手法是否规范、熟练直接影响治疗效果的好坏。手法基本要求是均匀、柔和、平稳，从而达到渗透的目的。均匀是手法动作要有节律性，用力要轻重得当；柔和是手法用力要灵活、缓和，中病即止；平稳要求手法轻而不浮，重而不滞，通过均匀、柔和、平稳的操作，最后达到渗透祛病的目的。手法操作的顺序为先上肢，后下肢、胸腹、腰背、下肢；实施手法时要以患儿舒适为主，同时也要便于医者操作，通常家长将患儿抱于怀中，手法治疗的时间要根据患儿的体质、病情轻重而定。小儿皮肤娇嫩，临床治疗时多以医用滑石粉作为介质进行推拿治疗。

多发性抽动症的治疗，以平肝息风为基本法则，气郁化火者，宜清肝泻火，息风镇惊；脾虚痰聚者，宜健脾化痰，平肝息风；阴虚风动者，宜滋阴潜阳，柔肝息风。临床往往需要较长时间的推拿治疗。

（1）肝亢风动证

证候：挤眉眨眼，咧嘴，耸肩，仰脖，肢体抽动，口出异声。面红目赤，烦躁易怒，发作频繁，抽动有力，大便秘结，小便黄，舌红苔黄，脉弦数。

治法：清肝泻火，平肝息风。

处方：开天门、推坎宫、揉太阳、揉百会、揉四神聪、运八卦、清肝经、清天河水、清胃经、清小肠、退六腑、捣小天心、掐揉五指节、按弦走搓摩、摩腹、揉肝俞、揉胆俞、揉心俞、揉厥阴俞、揉大肠俞、揉三阴交、揉太冲穴。

操作：患儿取仰卧位，操作者在患儿头面部行开天门、推坎宫、揉太阳、揉百会、揉四神聪手法各100次；患儿取坐位或仰卧位，操作者取小儿手部的穴位运八卦、清肝经、清天河水、清胃经、清小肠、退六腑、捣小天心各300次，掐揉五指节3～5遍；患儿取仰卧位，操作者按揉患儿三阴交、太冲穴250次；患儿取仰卧位，揉心俞、揉厥阴俞、揉大肠俞各200次，按弦走搓摩100次。

（2）脾虚痰聚证

证候：挤眉眨眼，咧嘴，耸肩，仰脖，肢体动摇，口出异声。面色萎黄，体瘦，精神不振，胸闷作咳，脾气乖戾，夜睡不稳，纳少，舌质淡，苔白或腻，脉沉滑或沉缓。

治法：健脾化痰，平肝息风。

处方：开天门、推坎宫、揉太阳、揉百会、揉四神聪、运八卦、清肝经、补脾经、捣小天心、推小横纹、摩腹、揉中脘、揉气海、揉脾俞、揉胃俞、揉心俞、揉厥阴俞、揉足三里。

操作：患儿取仰卧位，操作者在患儿头面部行开天门、推坎宫、揉太阳、揉百会、揉四神聪手法各300次；患儿取坐位或仰卧位，取患儿手部的穴位运八卦、清肝经、补脾经、推小横纹300次；患儿取仰卧位，操作者行摩腹、揉中脘、揉气海各200次；继上述体位，揉患儿下肢足三里300次；最后取俯卧位，揉脾俞、揉胃俞、揉心俞、揉厥阴俞各300次。

（3）脾虚肝旺证

证候：挤眉眨眼，咧嘴，耸肩，仰脖，肢体动摇，口出异声。精神倦怠，面色萎黄，胸闷，叹息胁胀，厌食，夜卧露睛，形瘦性急，大便稀溏或干结，舌质淡或红，苔薄白，脉沉无力。

治法：扶土抑木，平肝止抽。

处方：开天门、推坎宫、揉太阳、揉百会、揉四神聪、运八卦、清心经、清肝经、补脾经、掐揉五指节、捣小天心、摩腹、揉中脘、揉脾俞、揉胃俞、揉肝俞、揉心俞、揉足三里、揉三阴交、按揉太冲穴。

操作：患儿取仰卧位，操作者在患儿头面部行开天门、推坎宫、揉太阳、揉百会、揉四神聪手法各300次；患儿取坐位或仰卧位，操作者取患儿手部的穴位运八卦、清心经、清肝经、补脾经、捣小天心各300次，掐揉五指节5～7遍；患儿取仰卧位，操作者行摩腹、揉中脘各200

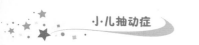

次；继上述体位，揉患儿下肢足三里、三阴交、太冲穴300次；最后取俯卧位，操作者揉脾俞、揉胃俞、揉心俞、揉肝俞各300次。

（4）阴虚风动证

证候：挤眉眨眼、咧嘴、耸肩、仰脖、肢体动摇，口出异声。形体消瘦，两颧潮红，五心烦热，性情急躁，睡眠不稳，大便干燥，舌红苔少，脉细数。

治法：滋阴潜阳，柔肝息风。

处方：开天门、推坎宫、揉太阳、揉百会、揉四神聪、运八卦、清肝经、按弦走搓摩、摩腹、揉气海、揉关元、揉肝俞、揉心俞、揉厥阴俞、揉肾俞、揉关元俞、揉肾俞、揉关元俞、揉三阴交、推涌泉。

操作：患儿取仰卧位，操作者在患儿头面部行开天门、推坎宫、揉太阳、揉百会、揉四神聪各300次；患儿取坐位或仰卧位，操作者取患儿手部的穴位运八卦、清肝经各300次；患儿取仰卧位，操作者行按弦走搓摩、摩腹、揉气海、揉关元各100次；最后取俯卧位，操作者做揉肝俞、揉肾俞、揉关元俞各300次；继上述体位，揉患儿足底涌泉穴、三阴交各100次。

（5）痰火扰神证

证候：起病急骤，表现为头面、躯干、四肢等多部位剧烈抽动，口出秽语或异声。烦躁口渴，睡眠不稳，舌红，苔黄或腻，脉弦滑。

治法：清火涤痰，镇惊止抽。

处方：开天门、推坎宫、揉太阳、揉百会、揉四神聪、运八卦、清肝经、捣小天心、揉二马、推小横纹、揉掌小横纹、掐揉五指节、按弦走搓摩、摩腹、揉中脘、揉肝俞、揉胆俞、揉心俞、揉厥阴俞、揉胃俞、揉大肠俞。

操作：患儿取仰卧位，操作者在患儿头面部行开天门、推坎宫、揉太阳、揉百会、揉四神聪手法各100次；患儿取坐位或仰卧位，操作者取小儿手部的穴位运八卦、清肝经、揉二马、推小横纹、揉掌小横纹、捣小天心各300次，掐揉五指节3～5遍；患儿取仰卧位，操作者行按弦走搓摩、摩腹、揉中脘各100次；患儿取仰卧位，操作者揉肝俞、揉心俞、揉厥阴俞、揉胃俞、揉大肠俞各200次。

专家提醒：

　　家长要根据孩子的临床表现辨证论治，不可盲目治疗，以免影响疗效。家长在治疗初期可以先到医院，请医生协助诊断，在医生的指导下进行辨证论治。

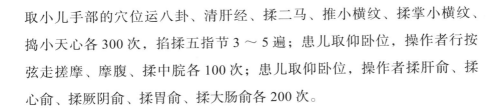

12 如何运用耳穴疗法治疗儿童抽动症

　　小凯今年13岁，患有多发性抽动症3年余，因为小凯的病情反反复复，父母带着小凯常年奔走于各大医院，尝试各种治疗方法。最近小凯的奶奶发现有些孩子的耳朵上贴着一些小胶布似的东西，听说还可以治病，于是打听这是什么治疗方法，是不是可以治疗多发性抽动症。

　　耳穴疗法是以毫针、皮内针、激光、王不留行籽等器具，刺激耳郭穴位以防治疾病的方法。其治疗范围较广，操作方便，临床上根据耳朵相应部位出现的"阳性反应点"，如压痛、变形、变色、水疱、结节、丘疹、凹陷、脱屑、电阻降低等，这些反应点即为耳针防治疾病的刺激点，又称耳穴。刺激耳穴可以调节人体内部的功能活动，有效治疗和维持机体平衡。

　　针对小儿易哭闹、配合性差、肢体抽动频繁不易操作等特点，主要采用耳穴埋豆的方法来治疗儿童抽动症。通常选用王不留行籽、白芥子等中药，埋在耳郭相应穴位的压痛点处，胶带加以固定，通过按压相应穴位或反应点，调整患儿脏腑功能和阴阳平衡，以达到抗抽动的作用。

　　一般根据病情选择相应的穴位。常用主穴有皮质下、神门、心、肝、胆、脾、肾、脑干、耳尖等，同时可根据临床症状进行辨证加减配伍腧穴治疗本病，配穴见表4-3。具体操作方法：耳郭局部用75%酒精常规消毒后，将王不留行籽贴附在0.6cm×0.6cm大小的胶布中央，用镊子夹住对准选用穴位，将王不留行籽固定于所选耳穴上，据患儿年龄及耐受度，每次每穴按压2～5分钟，以达到酸、麻、胀、痛为度，每日按压2～5次，双耳交替，5～7天为一个疗程，连续3～4个疗程或更长时间。或者3天1次，3个月为1疗程。

表4-3　抽动症耳穴埋豆疗法常用配穴表

症状	配穴
睡眠不实	心、额、枕
眨眼	眼
嗅鼻	内鼻、外鼻
清嗓	咽喉
头面部抽动	口、面颊、额
上肢抽动	肩、肘
下肢抽动	膝、髋
躯干抽动	胸、腹
过敏性鼻炎	风溪、肺、内鼻、外鼻

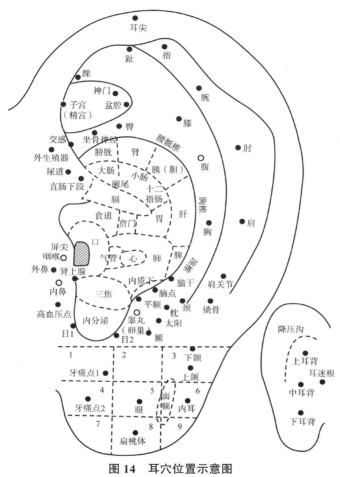

图14　耳穴位置示意图

专家提醒：

　　贴压耳穴应注意防水，以免脱落。夏天易出汗，贴压耳穴不宜过多，时间不宜过长，以防胶布潮湿或皮肤感染。如对胶布过敏者，可用粘合纸代之。耳郭皮肤有炎症或冻伤者不宜采用。

13 如何运用心理疗法治疗儿童多发性抽动症

儿童多发性抽动症病因比较复杂，患儿常常伴有情绪和行为异常，单纯的药物治疗难以治愈该病。患儿和家长常常会有不同程度的焦虑及抑郁症状。因此除了药物治疗，心理治疗也是非常重要的。心理疗法又称精神治疗，用临床心理学理论和方法对人格障碍、心理疾患的治疗。

（1）针对家长的心理疗法

①对家长进行心理引导，使患儿家长能够正确认识、了解疾病本身，明白本病的临床表现、预后等，合理正确地安排患儿的日常生活，消除家长的紧张心理，避免增加患儿心理压力，加重病情。目前我国儿童很多为独生子女，建议家长不要溺爱孩子，要合理教育孩子。多发性抽动症患儿自制力差，注意力不能集中，家长对待孩子要有耐心。对于年龄较大的孩子，家长要注意转换自身的角色，应由以前权威命令的谈话方式逐渐向平等的朋友沟通方式过渡。

②对孩子定位要合理，尤其是多发性抽动症孩子要学会独立自主，家长在生活上不要凡事都包办代替，不要过多地介入孩子的事务，剥夺孩子自己的选择权。要培养孩子独立面对困难、挫折的能力及适应社会环境的能力，培养孩子积极乐观的生活态度，身心健康才是防治疾病的根本。

（2）针对患儿的心理疗法

①以平和的态度与患儿沟通，尽快与患儿建立和谐愉快的关系，成为孩子无话不说的、最好的朋友，帮助患儿认识病情，告知患儿此病亦属多发病，经积极治疗，临床症状会很快缓解，消除患儿的不安和自卑心理。如果发现孩子有错误的行为举止，不要训话，不要生气，多听少讲。家长要多陪伴孩子，无论多忙，都要抽时间和孩子一起玩耍，平等谈心。

②对年龄较大、有自主调节能力的患儿，建议其给自己心理暗示，

尽量用主观意识控制症状的发生，如效果不佳，可在症状发生时转移注意力，停止当前正进行的活动，转为更具吸引力的活动。对年龄尚小的患儿，由家属引导在症状出现时分散其注意力以缓解症状。

专家提醒：

多发性儿童抽动症病因比较复杂，治疗过程比较长，患儿常常会有情绪失调、冲动、抑郁的状态，家长也会有不同程度的焦虑及抑郁症状。因此除了药物治疗，心理治疗也是非常重要的。

14 如何运用家庭干预治疗儿童多发性抽动症

腾腾的父母都是做生意的，他们希望孩子将来成为一名成功的商人。腾腾今年三年级了，患有抽动症半年余，生活没有规律，父母没有时间给他做饭，他每天只能自己吃外卖，或者去奶奶家吃饭，每天放学也是一个人在家，有时会玩游戏到很晚才睡觉。医生告诉腾腾的妈妈要多抽出时间照顾孩子，并解释说孩子的疾病一部分原因和父母的失职有关。腾腾的父母不明白医生的意思，为什么腾腾的疾病和自己没有照顾好他有关系？

多发性抽动症的发病频率与父母的期望、父母的教育方式和家庭氛围有关。有研究表明，父母对患儿的期望值过高容易诱发或加重儿童的抽动症状。有的父母对患儿期望高，要求过于严格，更有甚者经常动用武力对待患儿，这使得患儿的自尊和自信受到伤害。在这种环境中，儿童的精神常常处于紧张、压抑、恐惧、不安和矛盾状态，出现神经兴奋

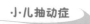

性异常和功能紊乱等。虽然在治疗过程中多发性抽动症儿童服用了药物，但它只是对症地控制抽动症状，当患儿受到不良家庭环境因素的刺激时抽动动作容易复发。

多发性抽动症与不良的家庭环境因素有关。因此，在多发性抽动症的治疗过程中，除了使用药物治疗外，对于家庭环境存在的问题，应对整个家庭进行行为指导，提高父母对本病的认识水平，鼓励父母调整好心态，纠正不良的教养方式，为这些多发性抽动症患者创造良好的家庭环境，提高多发性抽动症的治愈率，降低其复发率。

家长无论工作多忙，每周都要抽出固定的时间陪伴多发性抽动症的患儿，了解他们的想法，关心他们在生活和学习上出现的问题。对待患儿出现的问题，家长要采取正确的教育方法，不要急于发脾气，讲究行之有效的沟通教育方式。家庭管理干预主要围绕"生活规律、饮食合理、家庭和谐"展开。

（1）安排好患儿的日常起居、生活、学习，规律作息，规律饮食，养成良好的生活习惯。

（2）避免接触煎炸油腻等刺激性食物（如汉堡、碳酸饮料等）、刺激性事物（如惊悚电影、动画片等），避免让孩子过度紧张劳累，鼓励孩子参加体育活动及社会活动。

（3）避免家庭纷争、家庭暴力，尽量多陪伴患儿，多与患儿沟通，保证周围环境的轻松和愉快，促进疾病的恢复、预防疾病的复发。

专家提醒：

温馨和谐的家庭环境不仅可以提高多发性抽动症的治愈率，同时也可以降低孩子的复发率。因此，在多发性抽动症的治疗过程中，除了使用药物治疗外，父母要调整好心态，纠正不良的教养方式，为孩子创造良好的家庭环境。

15 如何运用行为疗法治疗儿童抽动症

　　行为疗法是以减轻或改善患者的症状或不良行为为目标的一类心理诊疗技术的总称，具有针对性强、易操作性、疗程短的特点。行为疗法包括集结练习、应急管理、放松训练、习惯逆转训练等。

　　集结练习是最常用的行为疗法，在固定的时间内，患儿有意识地尽最大努力尽快完成抽动动作，中间休息的间歇比较短暂。相关文献报道，该行为疗法可明显减少抽动发生的频率。

　　应急管理也是比较常用的行为疗法，正性强化和惩罚均可以有效减少抽动。

　　放松训练包括肌肉放松，深呼吸，视觉想象，自我陈述等，当患儿感到焦虑或预感到抽动要发作时，先学着放松 1 ～ 2 分钟，这样可以减少抽动发生的频率。

　　习惯逆转训练主要通过意识训练、竞争反应训练、社会支持等来减少抽动的发生。

16 多发性抽动症习惯逆转训练的研究现状如何

　　习惯逆转训练是一种多因素参与的治疗方法，主要包括意识训练、竞争反应训练、社会支持等，常用于治疗抽动。此法已经研究近 30 年，目前主要采用小样本组间实验设计的研究方法，已开展了 6 个随机对照研究，这些研究的样本数从 10 例到 42 例不等，研究对象包括成人和儿童。将等待治疗者，或采用支持治疗、其他行为治疗的患儿纳入对照组。研究结果显示，习惯逆转训练优于等待治疗和支持治疗。

17 什么是多发性抽动症患儿的意识训练

意识训练是习惯逆转训练的前提，目的是帮助患儿意识到自己抽动的频率、程度及形式，存在哪些环境影响因素，以此区别自己的行为事件，对自己的行为进行描述、监测和早期警示。其中行为描述需要患儿详细对自身的抽动进行定义，指出抽动前的主观感受，抽动要临近时身体会发出哪些信号，抽动发生的部位，抽动时肌肉的感觉等，受试患儿主要借助腕式计数器、笔记本、镜子、摄录机或其他仪器来收集、记录与抽动频率相关的数据，观察自己抽动行为的方式，必要时以文字的形式记录下来，借此增强他们改善病情的动机和意识。

行为监测主要是帮助患儿发现自己抽动早期的征兆或预感，进行实时自我监督。本方法需要训练者和患儿共同参与，当抽动发生时，如果患儿意识到了，训练者要给予鼓励；如果患儿未意识到已发生的抽动，训练者要适时给予提示，直到80%的抽动动作发生后患儿都能够自己意识到为止。如果患儿训练时处于疾病缓解期，需要给予相应刺激诱发患儿抽动。早期警示需要模拟诱发抽动发作的内部或外部因素，当抽动发作时，医师要警示患儿。

18 什么是多发性抽动症患儿的竞争反应训练

竞争反应训练是通过训练相应肌群来拮抗各种抽动发作，见表4-4。首先训练者和患儿共同确定具体训练动作，原则上选择的训练动作要适用于多种场合和情境，对抗抽动的同时，较少引起大家的注意。其次训练者给患儿做示范，患儿需要反复练习这些动作，要做到动作正确和规范。最后根据其抽动或先兆症状出现的时间决定患儿实施训练动作的具体时机（必要时可诱发抽动或先兆症状出现），动作一旦开始，要持续1分钟或更久，直到抽动或先兆冲动消失为止。期间，训练者可给予患儿适时的表扬和提示。对于频繁发作或严重困扰患儿的抽动动作，要重点和优先进行拮抗训练。

表4-4 抽动症竞争反应训练

拮抗动作	具体训练动作
点头	颈屈肌（胸锁乳突肌）等距收缩，轻轻地向下向内收下巴，保持头部在视平线的位置
耸肩	肩部下压肌群等距收缩，以加强拮抗耸肩肌群的力量，肘部向髋关节靠拢
摇头	慢慢等距收缩颈部肌群，保持眼睛向前，使头部保持静止不动
手部抽动	下垂双手，靠拢大腿或胃脘部位，肘部内收靠近髋关节
腿部抽动	坐位时，双足向下平放于地面；站立位时，绷紧膝盖
皱鼻	轻轻下拉上唇，和下唇贴在一起
眨眼	随意地、轻轻地、有意识地眨眼，频率保持在3～5秒眨眼1次，每5～10秒间断向下凝视1次
发声性抽动（清嗓、喷嚏、喊叫、秽语等）	紧闭双唇，用鼻缓慢地、有节律地深呼吸，呼吸时间长于吸气时间，呼气与吸气动作转换时不要中断气流
吸鼻、鼻子呼气	练习方法同发声性抽动，但嘴唇要张开

19 什么是多发性抽动症患儿的社会支持

社会支持是指人们感受到来自他人的关心和支持，是指除训练者外，社会中其他人积极推进竞争反应训练，并对正确实施训练的患儿适时给予鼓励和称赞。其目的是进一步加强和推广这项训练，对广大抽动症患儿来说，社会支持是必要的。

20 多发性抽动症的外科治疗方法有哪些

（1）脑深部电刺激术（deep brain stimulation，DBS）

脑深部电刺激术是利用脑立体定向手术在脑内特定神经核团的位置植入电极，通过高频电刺激抑制异常电活动的神经元，从而起到治疗作用。主要用于治疗帕金森病，近年来该技术被用于治疗难治性 TS。相关文献报道，1999～2012 年间有 95 例 TS 病人进行过此项手术治疗。该项手术的适应人群主要针对成年的 TS 病患，一般年龄在 18 岁以上，经耶鲁综合抽动严重程度量表（YGTSS）评分大于 35 分，药物等非侵入性治疗无效。手术主要定位在丘脑、内侧苍白球、伏核等大脑神经核团。手术的主要并发症是电极植入部位的炎症反应，该反应导致术后的部分 TS病人有触摸手术部位的冲动，导致电极脱落。术后存在的另一个棘手问题是患者及其亲属的术后依从性较差，尽管手术顺利，术后效果也不错，但由于患者及其家属对于手术的期望值过高，术后的结果并不令他们满意，导致他们要求移除电极。电极微型化、刺激定向化是该项技术治疗TS 的未来发展方向。由于脑深部电刺激不仅可以治疗 TS，而且还可治疗TS 的共发病，因此成为很有前景的 TS 治疗技术。

1999 年，Vandewalle 等首先应用双侧丘脑 DBS 治疗 TS，并取得了良好疗效。随后一些学者应用该技术选择不同的靶点进行了尝试。DBS的治疗原理与毁损手术有着本质的区别，是应用立体定向技术将直径1mm 的电极准确埋植在基底节特定的核团，电极尖端有 4 个触点，通过导线连接胸壁皮肤下的脉冲发生器。每个触点均可进行刺激，通过在体外调节刺激频率、脉宽和电压 3 个参数，达到最佳刺激效果并最大限度地减轻可能的不良反应。经文献检索，目前报道 DBS 治疗 TS 共 57 例，手术靶点集中在 6 个区域，即：①丘脑中央中核 – 脑室旁灰质 – 腹嘴侧

核（CM-SPv-Voi）；②丘脑中部 - 束旁核（CM-Pf）；③内苍白球（GPi）
腹后部；④内苍白球前内侧部；⑤外苍白球（GPe）；⑥内囊前肢和伏膈
核。选择 DBS 靶点可以影响其疗效，刺激某些特定靶点对于一些特殊症
状和并发症有相应治疗效果。其中以选择丘脑占绝大多数，患者的抽动
改善率平均为 60%～70%，个别报道高达 90%～100%。并发症多为疲
劳、性功能障碍、局限性肌张力障碍等，与疾病本身的顽固、致残性症
状相比，是可以接受的，因此应用 DBS 治疗 TS 是必然趋势。进一步研
究包括建立患者统一 DBS 人选标准和组织多中心、前瞻性的临床研究，
并且采用 DBS 对于具有非抽症状、具有社会损害和影响生活质量及具
有精神症状等 TS 的各种亚型分别进行深入研究。

（2）经颅磁刺激（repetitive transcranial magnetic stimulation，rTMS）

rTMS 作用机制是电磁极所产生的磁场与大脑相近而使神经组织产生
电流，从而达到刺激相应区域的作用。经颅磁刺激可测试大脑皮质间和
皮质内连接的兴奋性，通过这个测试可以提供相关病理生理信息。重复
经颅磁刺激可以使运动系统产生长时间的可塑性改变。因此，现有不少
学者研究将其用于心理障碍、运动障碍等多种疾病的治疗。已有临床病
例报道重复经颅磁刺激可使多发性抽动症患者耶鲁综合抽动严重程度量
表评分显著降低，并且无明显不良反应发生。

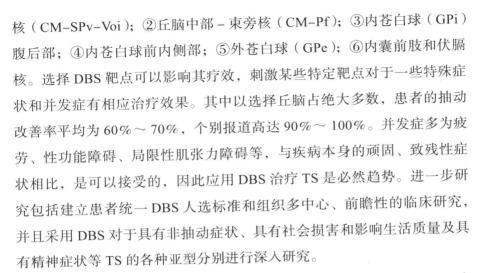

21 药物治疗会导致抽动症患儿出现攻击行为吗

患儿攻击行为的出现与药物治疗有一定的关系，相关药物包括：苯
二氮卓类、三环类抗抑郁药、类固醇、精神兴奋剂、胍法辛、神经松弛
剂、抗惊厥药等。原因可能与药物引起的戒断反应、行为毒性、过度兴
奋、反常反应有关。行为毒性是指污染物、温度、药物等因素造成动
物的行为发生一系列改变，超过正常范围。患儿除表现为嗜睡、失眠、

焦虑、抑郁，还会对声音过敏、多动、激动、易激惹，甚至出现攻击行为。

22 影响多发性抽动症患儿预后的因素有哪些

（1）诊断与预后的关系

正确的诊断对治疗效果、预后有密切关系。儿童时期出现不自主运动的症状较为常见，而且原因复杂多样，因此需加以鉴别。抽动障碍的几种亚型分别有其自然病程，按其诊断不同，病程持续和缓解也不同，如 TS 起病于 18 岁前，症状可延续至成年，抽动症状短暂缓解一般不超过 2 个月。因此，判定疗效、维持用药时间及预后需考虑不同亚型的特点，并需追踪观察各亚型之间的演变。

（2）年龄因素与预后的关系

TS 的不同诊断标准在起病年龄的上限有所不同，如 DSM-Ⅳ 和 CCMD-3 为 18 岁以前，ICD-10 为 21 岁之前。TS 可突然起病，大多数逐渐起病或自然缓解。部分少年时期起病的患者在以后的 10 年内症状可完全显现，但有时症状每日或每周都有明显变化，部分病例到了少年后期、成年早期症状才开始改善，约 1/3 患者抽动症状完全消失，其余 2/3 患者症状改善、程度减轻，可不造成损害，但有可能偶尔反复直至终生。极少数老年人诊断为 TS，65 岁以上患者不超过全部患者的 1%。此外，也有人认为起病于 4 ～ 6 岁的 TS 儿童预后较差。有人认为儿童时期抽动的严重程度，尚难作为预测其后来的病程的依据；也有人认为约 2/3 儿童 TS 能预测症状改善或几乎症状完全消失。

（3）TS 合并症与预后的关系

TS 除抽动症状之外，最常见的合并症有注意缺陷多动障碍

（ADHD）、强迫症（OCD）、品行障碍、学习困难、情绪障碍、自伤行为等，这些合并症增加了 TS 的复杂性和严重性，造成治疗更加困难，不同程度地影响患儿的社会功能和康复。TS 合并 ADHD 很常见，约有半数患儿在 TS 起病前就表现有 ADHD 的症状，往往导致学习困难和人际关系不良。ADHD 可能较 TS 症状具有更大的危害，如表现有攻击性行为、品德问题或其他不良行为者易导致违法犯罪，预后可能较差。对于 TS 合并 ADHD 的儿童，如学校和家长处理对策不当，患儿遭受歧视、斥责、打骂或被停学处理，可使患儿与学校家长的矛盾激化，造成情绪抵触、违抗等情况，预后更差。因此，应及早采取正确教育引导、心理和药物治疗的综合干预措施。一般采用氟哌啶醇或哌迷清与精神兴奋剂联用治疗 TS 合并 ADHD 效果较好，亦可应用盐酸可乐定治疗。TS 合并 OCD 其发生率为 30%～50%，两者之间可能有遗传学的关系。OCD 通常较抽动症状更为持久，从而使患者日常活动和学习受到严重干扰，提示 OCD 是影响 TS 患者远期预后的重要因素，因此往往需要住入精神病院进行治疗。这类患儿通常单独运用抗 OCD 药物效果差，而联合应用 5-HT 再摄取抑制剂（SSRIs）及神经阻滞剂时大多数患儿的症状可以改善。

（4）情绪障碍、行为及学习问题对 TS 预后的影响

TS 患者常见有情绪障碍，如焦虑不安、过分敏感、紧张恐惧等；或表现出忧郁、易激动、好发脾气、冲动、攻击行为等，这些可能造成 TS 主要症状更为严重，影响病情的恢复和适应社会的能力，使家长和教师对患儿难以管教，患儿往往出现严重的学习问题。有的 TS 患儿除了有特殊学习能力缺陷之外，还因抽动症状，尤其是发声抽动症状干扰同学学习和课堂秩序，受嘲笑、歧视以致不愿上学或辍学，性格、行为的偏异可在少年阶段或更早阶段就出现，并可影响身心健康。TS 患儿在幼年阶段如家庭环境及教育不良、社会心理发育缺陷，则可能影响 TS 的预后。

因此，对 TS 患儿应采取正确抚养与教育方法，培养良好健全的性格和行为习惯。TS 患儿易受精神因素的影响，需及时控制抽动和伴发的行为症状，减轻患儿躯体不适和心理困扰，改善患儿的不良行为和情绪，对 TS 的预后和防止精神病性症状的发生具有重要意义。

（5）药物治疗对于预后的影响

一般情况下，TS 患儿服用适当的药物治疗（如氟哌啶醇、泰必利、哌迷清等）后，大多数症状可获改善或完全缓解，但需要持续服药治疗 1～2 年。由于家长及患儿对用药缺乏依从性而过早停药，或用量不当，或药物种类变换过于频繁，都可能造成病情复发或症状恶化；药物突然中断也可能发生撤药征候而影响预后。但部分 TS 患儿在服药治疗过程中，可能因药物副作用而影响学习或日常活动，如表现嗜睡、反应迟钝、记忆减退、情绪低沉、书写操作困难、成绩下降、厌学等。据刘智胜等对多发性抽动症的记忆功能和记忆模式缺陷的研究结果提示，氟哌啶醇等药物会对 TS 患儿总的记忆功能产生影响。因此，对 TS 患儿的预后追踪过程，尚需重视药源性的负面影响。对 TS 患儿所合并的行为症状，需要详细了解病情和诊断评定，以分清主、次要问题及因果关系，并给予心理干预和药物治疗。在控制 TS 症状的同时需要采取相应措施以改善行为症状。如 TS 合并 OCD 者采用氟哌啶醇联合 5-HT 再摄取抑制剂治疗，疗效较好，有利于康复。又如 TS 的自伤行为严重者可能有致残甚至死亡的危险，需及时控制，避免对预后不良的影响，哌迷清对控制抽动及自伤行为均有明显效应。

（6）其他因素对预后的影响

TS 患儿在治疗过程，症状缓解之后常可由于内因性或外因性的影响而使症状复发或波动。症状时轻时重影响预后转归，可能与以下因素有关：月经期和其他内分泌的变化、躯体疾病、发热感染（尤其是病毒性感染）、吸烟、喝酒和饮料（如咖啡）、外伤意外事件、气候过冷过热、精神创伤、过度兴奋或疲劳、学习负担过重、临考期精神紧张、离家生活、服用药物（抗精神病药、抗抑郁药、精神兴奋剂、抗癫痫药、抗组织胺药、可卡因、左旋多巴等可诱发或加重 TS）等。因此，对 TS 恢复期过程又出现明显症状者，需考虑某些诱发或促使 TS 加重因素的影响。

专家提醒：

　　影响多发性抽动症预后的因素较多，涉及面较广，家长要根据医生的建议，合理用药，合理安排患儿的生活作息时间，并尽可能给孩子营造良好的家庭环境。

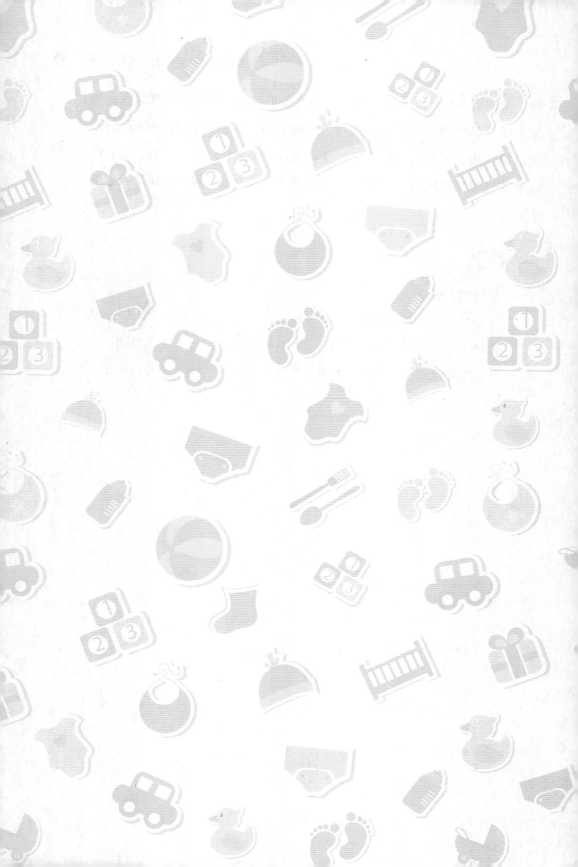

NO.5

孩子得了抽动症，父母是最好的保健医生

对抽动症患儿进行家庭疗法的目的和方法是什么

儿童多发性抽动症属于心灵压抑的疾病。心灵压抑与家庭气场、父母的养育方式和社会的教育大环境有着密切的关系。长期受到心灵压抑的孩子，会产生各种身心疾病。患病的孩子常常让老师和家长感到头痛，不管是采取何种方式的管教，甚至严厉的惩罚及打骂都无济于事。家长和老师都无计可施，常常感到焦虑、沮丧及怨恨。其实对于抽动症的患儿，家庭疗法是非常重要的。

（1）家庭疗法的目的

①帮助父母正确认识多发性抽动症：多发性抽动症是一种病理状态，而非儿童故意。

②教会家长要有正确的教育方法，重要的是树立治疗信心，保持轻松和充满希望的情绪，协调家庭成员之间的关系，加强心理承受能力，家庭教育对于治疗多发性抽动症是至关重要的。

治疗多发性抽动症要从家庭做起，从母亲做起，给孩子创造一个自由、温馨的家庭氛围。养鱼重在养水，养树重在养根，养人重在养心。心得不到滋养、呵护，空有一身本领又有什么用？没有好的心态支撑，再高的智商也没有意义，天赋也将被埋没。母亲要以平和的心态和情绪带动孩子，任何的心理疾病都不可怕，怕的是我们不醒悟。

（2）家庭疗法的具体要求和方法

①树立 4 个观点：多发性抽动症不是儿童的天性，而是一种病态心理；抽动能受意识控制，可暂时不发作；疾病是慢性过程，病程呈明显波动性；多发性抽动症不容易自然痊愈，可以用药物、心理等综合疗法治愈。

②安排好作息时间：生活要规律，按时作息，适当安排文娱及户外活动。

③加强父母的自身修养："身教重于言教"，父母必须以身作则，做好榜样。要创造安定、欢乐、祥和、温馨的家庭环境，使儿童有安全感和温暖感。

④培养儿童注意力和独立活动能力：根据患儿的年龄安排一定的学习内容，创造安静的学习环境，逐步培养他们能静坐下来、集中精力学习的习惯。

2 家长该如何对待患病的孩子

伟伟今年 12 岁，最近父母发现伟伟总是眨眼、做鬼脸、清嗓等，父母不知道孩子是怎么回事，于是带着伟伟去医院就诊。经过全面的检查，医生告诉伟伟的父母孩子患的是多发性抽动症。父母非常焦虑，除了听从医嘱按时给孩子服药，不知道该如何对待患病的儿子？

家中有多发性抽动症的患儿时，家长要耐心劝导、帮助患儿保持愉快的心情，树立乐观、自信的态度，增强战胜疾病的信心。家长对待患病的孩子应注意以下 5 点：

（1）父母要了解多发性抽动症的一般知识，分析孩子患病的原因，知道如何按照医生的要求，按时按量服药，防止少服、漏服或多服，并注意药物的不良反应及处理方法。创造良好的家庭治疗气氛，不要因为孩子的抽动而过多地责备他们，也不要威胁他们压抑抽动。

（2）在掌握孩子发病规律的基础上，尽量避免孩子过度兴奋、疲劳、激动，避免生活中的强刺激，如观看激烈的比赛、恐怖片，以及突发事件的打击。家长要鼓励和引导孩子参加各种有兴趣的游戏和活动，转移其注意力，帮助孩子摆脱自己的封闭状态，振作精神，放松心态，为孩子营造良好的生活氛围。

（3）家长勿溺爱自己的孩子，凡事不要包办，让孩子有独立自主的能力，克服对孩子简单粗暴、不讲道理的态度。家长尽可能给予患儿独立做事的机会，鼓励他们表达自己，不要过多干预患儿的生活。让患儿积极主动配合家长和医生，使患儿认识到自己不可控制的症状是因疾病引起的，像头痛时捂头一样自然，不是自己的错，周围人是可以理解的。对年长儿给予正强化方式，只要孩子的抽动行为有一点减轻，就及时给孩子适当的表扬和鼓励，以使孩子逐渐消除抽动行为，从而达到治疗的目的。

（4）如果父母对该病有心理障碍，必须要与孩子同时接受心理治疗。或者是父母的治疗在先，也就是说先解决父母的心理障碍，再对孩子进行心理治疗，这样会有事半功倍的效果。

（5）家长不要总是试图控制患儿的行为，主要应该通过控制自己的行为举止来影响孩子的行为。通过了解患儿的行为目的来分析他们的种种行为。家长应该经常与患儿进行谈心，尽可能不谈及患儿不愉快的事情，用医务人员的爱心、耐心和同情心去关心、体贴患儿，使患儿对家长充满信任感；同时耐心地了解患儿的心理活动，决不可表现出不耐烦和焦虑，当患儿发脾气时，不要激惹他，更不能训斥，要学着原谅自己和孩子，当一天即将结束时，不管这一天发生了好的事情，还是不好的事情，都要坦然面对，相信明天一切都会好起来。

专家提醒：

　　患儿的居室环境要保持安静，学习作息时间要规律；膳食合理，禁食某些调味品，避免刺激性、辛辣、咖啡等易兴奋的食物；增强患儿机体的免疫力，预防各种感染。家长和教师要多给予心理支持，对患儿的抽动和发声症状给予理解和宽容，帮助孩子排除紧张感和恐惧感，让孩子生活在平静和自信的气氛中。

3 家长发现自己的孩子患有抽动症后有哪些常见心态表现

　　当自己的孩子被确诊为多发性抽动症后，多数家长是焦虑而困惑的，常常会担心孩子以后该怎么办。家长们的头脑中会闪现出很多的疑问：抽动是怎样的疾病？我的孩子是怎样患上抽动的？有治疗抽动的药物吗？抽动能被治好吗？很多家长会查阅各种书籍或浏览网络资源来了解抽动症的相关诊疗知识，也有部分家长可能会参加当地的抽动症协会或类似组织以获得相关的帮助和支持。但是大部分家长们都忽略了自己的心情或情感状态。对于多数家长来说，当了解到抽动症是一种反复发作且不易彻底治愈的疾病时，他们对孩子的各种期许和幻想都破碎了，迫切地想要做些事情来弥补和修正这种异常的生活状况，心情也很糟，但是又很难用语言来描述这种心情，周边的人也不知道该如何安慰孩子的家长。

　　对于家长来说，处理孩子的抽动是件耗费精力的事情，而应对自己的心情，也不太容易。否认、逃避、责备、焦虑、嫉妒、愤怒、负罪感、孤独等是多数家长都要经历的心路历程。

当孩子被诊断为抽动症时，家长起初有些震惊，在情感上的第一反应便是否认。不仅家长如此，孩子的亲朋好友也都是这样的态度。否认的表现之一为：家长假装孩子没得什么抽动症，一切都和原来一样。而抽动反复发作、时好时坏的特点也支持了家长的这种否认态度：当孩子的抽动症状减轻或暂时消失时，家长会认为抽动已经自愈，甚至认为当初医生的诊断有误。否认还表现为：有些家长刻意隐瞒孩子的诊断和病情，拒绝将实情告知孩子的老师、祖父母和兄弟姐妹，当孩子抽动时会说这些是孩子的坏毛病，孩子发声时会借口说是咳嗽，孩子点头时又说他们的脖子可能有点僵硬不舒服。这样做的结果是导致孩子无法了解自己的病情，很难应对抽动，而孩子的老师也不知道自己的学生出了什么状况，无法针对性地做出恰当的教育和帮助措施。家长自己也感到独自承担有些力不从心。否认病情会给孩子带来这么多的不利影响，因此当孩子为自己奇怪的行为和语言感到困惑和自责时，家长应该勇敢地将真实的诊断和病情告诉孩子和周围的人，大家一起携手来应对抽动症。

否认过后便是逃避。家长常会带着孩子往返于一家又一家医院，去见不同的医生，尝试各种各样的治疗方案，直到有医生说自己的孩子可能不是抽动症。事实上，要遇到非常了解抽动症的医生不容易，遇到能治疗抽动症及其共发病的医生更是不易，而家长这种惊慌失措或失控的逃避行为，往往导致孩子无法得到医生稳定的帮助。

抽动症的病因尚未阐明，但部分研究证明遗传和基因异常参与了抽动的发生。因此当家长的情绪激动时，很容易责备其他家庭成员，尤其是患有抽动症的配偶或亲戚。我们常常在医院听到这样的责备：我们家族这边没有这样的毛病，都是你们家那边带来的……这种不健康的心态于事无补，家长还是要尽可能地避免和纠正这样的想法。

焦虑是家长和孩子都要经历的常见心态。家长往往担心自己的孩子患抽动症后，无法像其他孩子一样正常地升学；担心存在秽语或发声的孩子无法找到工作，无法结婚和生育；担心合并有强迫冲动障碍、自伤行为、欺侮行为、愤怒攻击行为的孩子会触犯法律；尤其是刚被确诊抽动症的孩子家长，往往担心孩子的抽动症状会加重。兄弟姐妹会担心同胞的抽动是否传染，自己是否也会像同胞一样患上抽动症。孩子自己也担心长大成人后，是否生育的孩子也会像自己一样患抽动症。焦虑的阴云笼罩着整个家庭，使得大家身心疲惫。实际上，在临床存在很多成功战胜抽动症的案例。作为家长要积极寻求专业人士或当地抽动症协会、组织的帮助，也可以对好朋友、家庭成员进行倾诉。与其担心未来不可预知的事情，不如以积极的心态去面对。

嫉妒是人的本性，家有抽动症患儿，家长很容易产生嫉妒的心理。患儿家长会嫉妒未患抽动症的家长和家庭，会抱怨为什么患病的是自己的孩子而不是其表兄弟姐妹。嫉妒会导致家长与周围的朋友、社会离得越来越远。

还有一种心态介于否认和恐慌之间，家长常常萌生下面的想法：也许孩子的症状到了明年会改善；搬离原来住的地方或带孩子报名参加夏令营，也许孩子的抽动会减轻等。事实上家长应该接受和面对下面的事实：改变环境的做法并不总是能够帮助我们。

愤怒是一种强有力的情感，它可以摧毁我们，也可以促使我们去完成大事。当医生确定孩子患有抽动症或提供给孩子的治疗方案无效时，家长很容易愤怒。家长也会因自己的孩子碰上这样不好的事情而愤怒，而且会轻易地迁怒于自己的配偶，或者孩子的爷爷、奶奶、外公、外婆、老师、朋友，甚至孩子自己。部分家长曾经在愤怒的情绪下威胁患儿，如果再抽动，再喊叫，就会对他不客气或就会打他，或不给他买他喜欢的东西等。原本家庭生活就是充满各种压力的，加上一个患有抽动症的孩子，愤怒、强迫、冲动、学习困难、神经紧张、生活节奏失调等问题会接踵而来，让家长无力招架。家长不要忽视这些愤怒的情绪，无形中这些情绪会成为家庭暴力或虐待的来源，而且要学会控制愤怒，避免因失控而做出不恰当的行为。

当家长了解到抽动症与遗传有关时，会产生负罪感。即使家庭中其他成员没有患抽动症，孩子是唯一一个患者时，家长也会有这样的心理。如果家长本人患有抽动症，这种负罪感会更加强烈和明显。他们能更深刻地理解和体会目前孩子所经受的一切痛苦，认为是自己将抽动遗传给了孩子。家长和其他家庭成员还会因过去惩罚孩子抽动和失控的行为而自责。其实，在家庭中公开自己的负罪感，并因过去的责骂行为向孩子道歉，不失为一种疏解家长心情并能间接治疗患儿抽动的好方法。

当家长愤怒或沮丧时，孤独感会油然而生。我们在专科病门诊为确诊的患儿家长介绍抽动症时，有的家长会说：以前我从没听说过抽动症，抽动症是被诅咒的疾病吧……家长常常觉得除了自己，世界上没有谁会了解和在意自己患有抽动症的孩子。尤其当家长了解到抽动症的发病率仅仅 0.1% ～ 3% 时，当孩子是他所在学校的唯一抽动症患儿时，当成为孩子学校里唯一提供抽动症宣传和教育的家长时，这种孤独感会更加强烈。我们建议家长要经常走入当地社区去参加相关的抽动症组织或协会，在那里会遇到很多类似经历的家庭，孤独感会因此而逐渐消除。

抽动症家庭中的每个成员都会不同程度地经历上述的心态变化，但这些心境不一定同时呈现。家长们请记住，你是孩子强有力的同盟军和支持者，不论什么时候，你都要将你的心情诚实地表达出来，而不是反复地从表面上进行阻止。

专家提醒：

当患儿在经受抽动的痛苦时，家长也在各种复杂的心境中煎熬。因此，抽动症患儿的家长们需要社会的支持，他们可以到相关的抽动症组织、协会或相关机构寻求帮助。

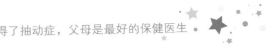

4 家长发现自己的孩子患有抽动症后应该如何调整心态

当自己的孩子被确诊为多发性抽动症后，家长应克服不良的心理状态，要有一个积极乐观的心态对待疾病，帮助患儿早日恢复健康。

（1）减轻焦虑心理

患儿在日常生活中出现的一些行为及心理问题，得不到周围同学、朋友的理解，甚至被嘲笑，会导致患儿产生心理阴影。家长要消除患儿对此病的误解，通过了解本病来减轻患儿及家属因疾病诱发的焦虑情绪，之后才能进行有效的家庭治疗、认知疗法和进行习惯逆转训练等行为治疗。

（2）消除恐惧心理

家长积极了解疾病的性质，症状波动的原因，消除人际环境中可能产生的不良影响的因素。家长了解抗精神病药物的作用、副反应，同时了解发生药物副反应时的应对方法，消除药物副反应所致的恐慌心理，指导合理用药。药物治疗是减轻症状、改善社会功能的必要方法，可使患儿得到良好的维持治疗。

（3）减轻心理负担

合理安排患儿的学习及生活，因患儿为学龄儿童，家长应及时向老师解释清楚孩子的病情，以得到老师的配合，正确对待患儿的举止，从生活、学习环境上解除患儿和家长的心理负担。应根据病情轻重适当减轻学习负担，必要时休学一段时间。

（4）消除自卑感及病耻感

家长要以积极健康的心态面对患儿，为患儿提供一个良好的康复环境。已有结果表明，父母教养方式对子女的心理健康、自我意识、自尊、自信、自我效能、学习成绩等产生重要影响。

家长应合理安排患儿的日常生活起居，保证充足的睡眠，给孩子富含营养、易消化的饮食。对生活自理能力差者应加强训练，帮助患儿恢复自信心。少儿时期是一个较为特殊的时期，易出现一些心理、行为问题，所以父母首先必须认清这样一种现实，面对这样的实际状况，从思想和行为上调整自己，改造自己，调整自己的教养方式，对子女不可过分束缚、夸大指责、态度冷淡等。只有这样才能减少或减轻少儿的心理及行为问题。

5 家长如何积极地评价自己的孩子

抽动症患儿经常会做出不适宜的动作或发出奇怪的声音，甚至会骂人、说脏话，但他们不是故意的，因为他们患有抽动症，有时候他们说什么、做什么、想什么以及情绪反应是无法自己控制的。虽然孩子的某些行为令人困扰，但是要知道的是孩子每天都是这样生活的，他们在努力表现出自己最好的状态。所以家长不妨换个角度来看待孩子们，他们好比是一辆手制动阀漏气的汽车，很难自己控制刹车。但这些小汽车充满了无穷无尽的能量，他们充满激情，有时极具智慧、创造力和独特才艺，有时思维敏锐、行动迅速，有时敏感、令人同情，有时需要家长的帮助和照顾。不管怎样，家长一定要正面、积极地评价他们，并始终相信他们是最棒的。

6 家长应如何帮助抽动症儿童完成作业

许多家长都知道，放学后的时间正好是压抑了一天的孩子们彻底释放抽动的时候，要想让一个抽动症孩子此时在家里安静坐下来完成作业是一件不容易的事情。与同班同学比起来，写作业会花费抽动症患儿2～3倍或更长的时间，但是完成作业是学龄期儿童应该做的，作为家长该如何帮助这些孩子完成他们本该完成的作业呢？

在安排孩子写作业之前，家长需要明确下面的问题：

（1）这些作业在课堂上做的话能完成吗？

（2）对于所学的课程来说，这些作业是必须要做的吗？

（3）写完作业后，孩子还需要继续进行额外的学习吗？

问题明确后，父母可采取较为折中的方法，规定孩子完成作业的时间。抽动症的患儿不能像正常孩子一样在规定时间内独立完成作业，家长需要耐心指导和帮助患儿完成作业。患儿的良好表现，家长要及时给予表扬，同样对不好的习惯要给予批评，并帮助患儿形成良好的习惯。同时家长要做好孩子可能在规定的时间内未完成作业的心理准备，不要过分苛责抽动症的孩子。

7 抽动症患儿的家长应如何进行晨间管理

当孩子到了上幼儿园、学前班或上学的年龄，需要家长帮助的事情会开始发生改变。早晨上学前家长该做些什么，才能帮助抽动症患儿顺利迎接新的一天呢？首先要按时起床，对于合并睡眠障碍的孩子及其家长，起床是一件十分痛苦的事情，不管是借助闹铃，还是家长去叫醒他们，总之一定要养成按时起床的习惯。其次是督促他们刷牙、吃早餐，协助检查是否带齐课本、作业本、校园出入证、乘车卡等。尤其是课本和作业本，孩子们经常会落在教室或家里，因此家里可以额外准备一套课本，家长也可以从老师那里索要电子版的家庭作业，避免费时费力地往返于学校和家庭之间去拿取这些学习用品，或反复打电话给同学、老师询问布置了哪些家庭作业。最后上学路上要避免孩子受到他人的嘲笑和歧视。

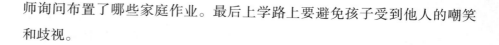 8 家长如何帮助孩子适应新的学校环境

当孩子要升学或转学到新的班级、学校时，他们会对新的陌生环境不适应，从而诱发或加重抽动。因此家长要提前做好准备工作，消除这种不适应，使得他们能以愉悦、轻松的心情很快融入新环境中。新学年开始前，家长可以带孩子参观就读的新学校，熟悉那里的校园和人文环境。提前熟悉课程表以及乘车路线，预习所要学的功课。有条件的家庭可以咨询语音语言专家或教育机构咨询师，进行入学前培训，更充分地做好入学前的准备工作。要积极创造机会帮助孩子去认识新朋友、新同学，鼓励孩子积极参加集体活动。所有的努力都是为了帮助孩子尽快适应新环境，缓解紧张和压力，减少抽动发作，顺利开始他们的新生活。

9 家长如何做一个合格的行为干预者

琳琳今年8岁，患发声性抽动1年，每天放学回家是她最轻松的时刻，但有时候因为学校里发生的一些事情，她回家后会显得有些焦虑。琳琳喜欢放学后到姐姐的房间看动画片，由于她有时边看边发出很大的声音，姐姐会不高兴，难免数落她几句，结果琳琳发声更大了，甚至还骂人。听到姐妹俩吵嚷的声音后，妈妈会来劝解，心疼生病的琳琳，妈妈会支走姐姐，把房间腾出来让琳琳一个人独享动画片，但妈妈发现，琳琳的发声并未减轻。尤其在放学回家后发现姐姐看电视的时候，琳琳的发声就会变得频繁和大声。为此琳琳和她的家人很苦恼。

对琳琳的病案事件进行功能分析和评估后不难发现，焦虑和放学回家的轻松感是诱发琳琳抽动的先前事件，姐姐的嘲笑、妈妈的关注、看动画片、独处是导致琳琳抽动加重的结果事件。确定了影响琳琳抽动的事件后，可以开始有针对性地进行以功能为基础的行为干预，具体见表5-1。目的是减少事件对琳琳的影响或避免琳琳身处其中。

行为干预后，琳琳发声的频率减少了，声音不再那么大声，骂人几乎没有，她和姐姐的关系也变得融洽了许多。

表5-1　琳琳的行为干预方案

先前事件	功能干预
焦虑	进行放松训练
房间里休息	放学后安排活动或缩短房间里休息的时间
结果事件	**功能干预**
姐姐的嘲笑	姐姐学着向琳琳道歉
妈妈的关心	妈妈不再过度关注琳琳
独自看电视	姐姐不必离开自己的房间
	关掉电视，让琳琳安静地释放抽动
	对琳琳进行习惯逆转训练

上述病例告诉我们，当孩子病情发生波动时，只有满满的关心、爱护是不够的，要冷静地分析影响孩子病情变化的各种事件和因素，分清前因后果，对症进行行为干预，才能收到好的效果。

专家提醒：

　　家长在抽动症患儿的行为干预中充当着重要的角色，需要事先获得相关资质医师或专业机构的指导，在他们的帮助下，制定针对患儿的行为干预方案，正确地对患儿进行以功能为基础的行为干预。

10 多发性抽动症患儿的家长应互相交流吗

当孩子得了多发性抽动症时，家长的帮助至关重要。抽动症患儿的家庭应互相交流彼此的看法，他们对相同问题的想法和感受，可使家长意识到自己的不足和缺点，学习其他家庭的良好生活习惯。抽动症的治疗是多方面的综合治疗，不仅需要药物和干预训练，家庭的生活环境对患儿的影响也很重要。家长在一起彼此交流生活经验，可以不断提高患儿的生活质量，对家庭疗法常常是很有帮助的。

对多发性抽动症的家长来说，他们必须在理解和过分保护之间做到不偏不倚。对患儿的某些行为，家长应学会判断是多发性抽动症还是不良行为，然后做出相适应的反应。对于社会不可接受的行为，家长要尽可能鼓励患儿控制他的行为，学会用社会更能接受的行为举止代替那些不被社会接受的行为举止。家长尽可能多地给多发性抽动症患儿独立的机会。

11 家长如何帮助抽动症患儿进行以功能为基础的行为干预

功能干预的目的是确定加重患儿抽动或维持其抽动现状的环境事件或情境因素。减轻抽动的事件需要被加强，患儿对减轻抽动事件的反应也需要被加强。功能干预步骤如下：

（1）功能评估

通过访问患儿及其家长了解加重抽动的各种事件（先前事件、结果事件）、情境，以及患儿对这些事件、情境的反应和想法。先前事件和情境包括：教室、放学回家、培训学校等其他公共场所、看电视、看录像、比赛、运动、吃饭、起床、睡觉、做作业、乘车、遇到或看到突发事件、遇到特殊的人等。结果事件和情境包括：周围的人（父母、老师、亲朋好友、父母的同事等）告诉患儿不要抽动、周围人的安慰、受到嘲笑、被驱逐、没有完成作业或学校布置的任务、没有吃完饭、熬夜、无法完成家务等。

（2）功能干预

专业人员和患儿一起制定措施减少上述事件、情境对抽动的影响。头脑中时刻记着下面的事情：尽可能少去或不去加重抽动的场所；如果无法避免到那样的场合，试着减少使抽动加重事件的发生；当抽动即将发作时，要记得立即实施习惯逆转训练；抽动不可避免时，将事件对抽动的影响降到最小，例如学会在高压环境中放松自己，换个角度思考问题；老师、父母、专业人员要最小化抽动对患儿的影响。

12 家长如何帮助多发性抽动症患儿进行音乐疗法

音乐疗法是指以音乐为介质，通过生理和心理两方面的途径来治疗疾病的方法，现统称为音乐疗法。从20世纪40年代起，人们就开始逐渐将音乐作为一种辅助治疗手段，并发现音乐在降低血压、减轻疼痛方面有一定的效果。后来音乐被逐渐应用到精神和心理疾病领域，研究人员认为音乐对于中枢神经系统有着良性的影响，可以集中人的注意力并训练人的记忆力和想象力，有利于个性和行为方式的调整。在心理反应方面，合适的音乐能够使人兴奋和投入，激发人们的情感，使人感到舒适，消除不良因素造成的紧张、焦虑、冲动、恐惧、愤怒等不良心理状态。

以音乐作为治疗工具并加以有效利用是由于音乐具备下述特性：

（1）音乐并非通过智能过程，而是直接通过情感起作用。

（2）音乐活动容易带来自身爱好的满足。

（3）音乐可提供直接抒发情感的方法。

（4）音乐可诱发躯体的运动。

（5）音乐是信息交流的工具。

（6）音乐能满足人类美好的感受。

（7）音乐遵循一定的规律性从而使其结构化。

（8）音乐具有多样性，适用范围广。

（9）音乐活动要求集中的精神机能。

（10）集体音乐活动时要求社会性。

以上十项音乐特性对不擅长抒发适当情感的儿童提供了方法；对缺乏热情的儿童可启发其行为的动机；对语言表达能力差或缺乏的儿童可用音乐促进其交流，利用音乐特有的规律，促进儿童的认知发育，通过音乐活动去转化异常习惯及不良行为。

即使患儿不了解音乐，但优美的旋律很自然地能让患儿陶醉，就像美丽的景色或形象很自然地被人们所喜爱一样。音乐治疗机理之一就是音乐可以改变人类的情绪和行为。音乐所引起的情绪随乐调、节奏、旋律、布局、谐声及音色等因素而异。每个乐调都可表现一种特殊情绪，不同曲调、节奏、旋律、谐声引起的生理效应是不同的。音调和谐，节奏徐缓的乐曲可以使呼吸平稳；旋律优美的歌曲或悦耳动听的器乐曲可以调节自主神经，使大脑得到休息，帮助人们消除疲劳。

对于多发性抽动症的孩子适合的音乐类型，家长必须要经过严格的筛选。首先家长要意识到音乐是培养孩子稳定愉快的情绪的，可在睡前放几首催眠的曲子，在患儿啼哭的时候放一些轻快舒缓的音乐。听音乐不能代替成人的声音，也不能一直放音乐，应该在每天固定的时间放几次，如果不断刺激就失去了刺激的意义。催眠的音乐应固定在晚上睡前播放，可以让患儿形成条件反射。此外音乐的曲调要与孩子的活动内容相符合。

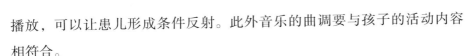

13 抽动症患儿需要过渡服务（Transition Services）吗

过渡服务（Transition Services）是指帮助有行为障碍的孩子更好适应环境和社会的一系列配套的措施或服务。当抽动症患儿即将离开学校步入社会时，抽动使得他们面临很大困难，如何帮助他们顺利完成学校向社会的角色转换一直是困扰广大患儿家长的棘手问题。如果你有一个要步入社会的 18 岁左右的抽动症孩子，如果他担心面对即将要跨入的社会，如果你也不知道该怎么帮助他，你不妨求助提供 transition Services 的专业机构或组织。这些机构会对孩子的兴趣、爱好、自身需求、个人能力、社会经验、受教育程度、生活目标等进行综合考量，然后对他们进行毕业后的各种继续教育，包括成人教育、功能性职业教育等，为他们提供就业发展方向，并完善他们的日常生活技能，培养他们独立生活和参加社会活动的能力，最大可能地辅助他们顺利就业，成为自食其力的社会一份子。

14 家长应该鼓励抽动症患儿参加工作吗

王小林今年 16 岁，患抽动症 7 年，从 9 岁发现抽动症到现在，经过了积极的治疗，并在家人的呵护下，病情逐渐好转，抽动很少发作。现在他读职高二年级，暑假期间，小林想去一家公司打工实习，增加自己的工作阅历，但却遭到了妈妈的强烈反对。小林妈妈认为孩子患有抽动症，以前在公共场所因为奇怪的动作或声音经常遭到别人的嘲笑和歧视，所以不能让孩子在疾病痊愈之前去工作，以免他受到更多的伤害。相信许多患儿家长都有类似小林妈妈一样的顾虑。那么，抽动症患儿究竟能不能像正常孩子一样适时参加社会活动或进行短期社会实践呢？

工作对于年轻抽动症患儿的意义是不可低估的。事实上，患儿在与大家工作的时候，也是远离孤单、压抑的时候，他们会感到自己逐渐在被社会和他人认同，有一种成就感。工作可以引导他们进行创造性思维，帮助他们认识和理解社会，既有助于他们的职业生涯规划，又有利于他们完成孩子过渡到成人的角色转换。从某种意义上讲，工作会使患儿的生活变得有意义，心情愉快，抽动症状可能因此而减轻或缓解。

专家提醒：

社会实践活动，不论做钟点工、临时工，还是做志愿者，工作本身可以帮助患儿发展沟通能力、思考和解决问题的能力、团队协作能力，工作带给他们责任感，会增加他们的社会技能和职场经验。因此，在合适的时候应该让患儿参加工作。

NO.6

药食同源，应该给孩子这样吃

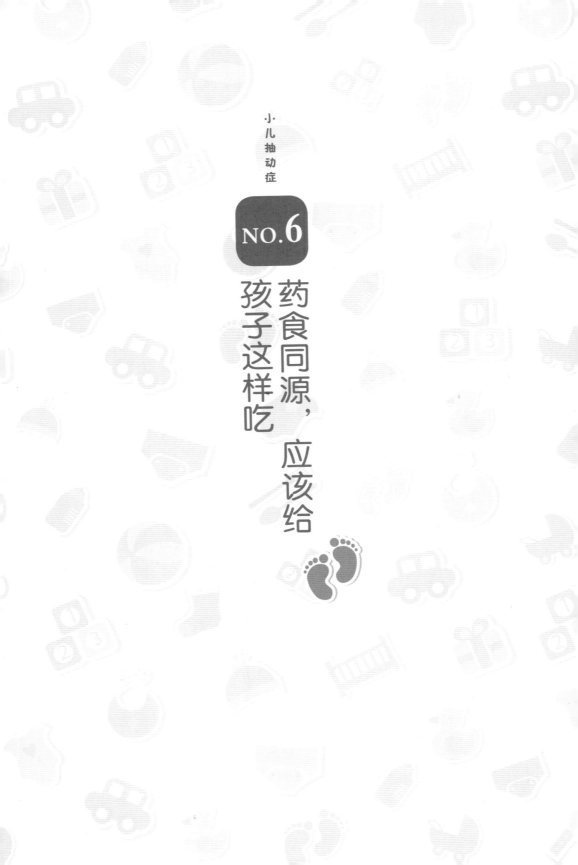

多发性抽动症患儿如何做到健康饮食

小胖是一名三年级的学生，患有抽动症 1 年半，小胖的父母工作很忙，他平时都住在奶奶家。奶奶很溺爱自己的孙子，每天都给小胖做大鱼大肉，由于营养过于丰富，小胖逐渐变成了"大胖子"，父母带孩子去咨询医生到底如何调整孩子的饮食，如何让孩子有个健康的饮食习惯。

家长要合理搭配孩子的饮食，以免孩子因为饮食不当而出现多发性抽动症状，孩子饮食应注意以下方面：

（1）主食方面

不能单一的摄取主食，要粗细粮搭配，丰富多样，米面均衡。人体每天需要各种元素来维持身体机能，每个人的饮食习惯不同，有素食主义也有无肉不欢的肉食主义，没有好坏对错，只有均衡与否。每个人对营养的定义千差万别，但万变不离其宗——平衡。只有各项元素都适量摄入，才能维持营养与健康的天平。如果抽动症患儿饮食搭配不合理，将会对抽动症症状的控制和治疗不利。因此，家长应该多加注意，抽动症儿童脂肪的摄入量标准应为总热能的 20% ～ 25%，每天 5g 左右。

（2）甜食方面

多动症患儿不适宜吃糖过多。有研究表明，吃糖过多可引起情绪不稳定、反复无常、激动、爱哭、摔东西、毁坏财物，脾气差，被医学界称为"嗜糖性精神烦躁症"，危害很大，甚至会导致心理变态。抽动症患

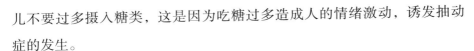

儿不要过多摄入糖类，这是因为吃糖过多造成人的情绪激动，诱发抽动症的发生。

（3）水果方面

多食水果对患儿有好处，但是一定要清洗干净。据不完全统计，水果上的残留农药对于抽动症患儿有着极大危害。

（4）饮水方面

一定要记住经常让孩子喝水，尤其是夏天，以补充丢失的水分。白开水不仅能补充孩子流失的水分，还能够散热，对于孩子来说，白开水是最好也是最安全的补水选择。另外，还可以根据宝宝出现的一些情况，适当添加西瓜水、青菜水、薏仁水等。喝饮料不能代替饮水，患儿不适合饮用饮料，因为饮料中含有大量的防腐剂、色素及添加剂等，会对患儿的病情有影响。

专家提醒：

多发性抽动症的发病率虽然比较低，但我国人口众多，多发性抽动症患者数量庞大，健康的饮食是每个家庭的重点。

2 哪些食物适合多发性抽动症患儿食用

笑笑今年 10 岁，患有抽动症 1 年半，笑笑的妈妈每次带孩子去看病，医生都告诉她要给孩子吃得健康，笑笑妈妈说每天给孩子做有机蔬菜，从不让笑笑吃外面的快餐，可医生告诉她仅仅注意这些是不够的。那么家长该给患儿吃什么食物呢？

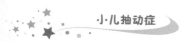
（1）宜吃含钙高的食物

当血清钙较低时，肌肉、神经兴奋性增强，儿童就会出现手脚抽动现象。另外，还会出现夜间磨牙、易惊等症状。在生活中宜多吃些富含钙质的食物，如牛奶、豆浆、豆类、瘦肉、鸡蛋、绿叶蔬菜等，同时补充鱼肝油（维生素 D）。

（2）适宜多吃含铁的食物

铁是造血的原料，身体缺铁可以导致患儿贫血。缺铁会使大脑的功能紊乱，影响儿童的情绪，在临床中常常表现为皮肤苍白、嘴唇红、精神不集中、头晕、不想吃东西、不爱笑等。在生活中应给孩子多吃富含铁质的饮食，如蛋黄、动物肝脏、禽血、瘦肉、海产品等。

（3）适宜多吃含锌的食物

锌是人体内的微量元素，与人体的生长发育密切相关。锌缺乏会使儿童食欲不振，厌食，发育迟缓，智力减退；有的患儿还会出现异食癖。研究发现，学习成绩优良的学生，大多数头发中锌含量较高。所以，常吃含锌丰富的食物，如蛋类、肝脏、豆类、坚果类、瘦肉、谷类等，对提高智力有一定帮助。

（4）多吃新鲜蔬菜水果

蔬菜中含有丰富的维生素、矿物质、膳食纤维、果胶等，还有多种保健功能因子，对维持机体的酸碱平衡、促进肠蠕动、加速毒物从体内排出有重要的作用。常吃蔬菜不但可以为人体提供必需的营养物质，还具有润肠通便、抗衰老、降血脂、预防肿瘤的作用。水果之中含有大量的维生素 C，还有人体必备的其他微量元素，其中含量最多的是钾。

3 哪些食物不适合多发性抽动症患儿食用

佳佳今年 10 岁，患有抽动症 2 年余，一直口服药物治疗。佳佳的爷

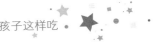

爷奶奶很宠爱自己的孙女，只要佳佳喜欢吃的东西就让孩子吃。可爸爸妈妈知道佳佳患有抽动症很多食物不可以乱吃，想带着孩子咨询医生，到底哪些食物不适合孩子吃呢。

（1）不要食用含添加剂过多的食物

不要食用食品添加剂酒石黄等人工色素以及香精、胡椒油等调味剂。科学家研究发现，限制患儿食用胡椒油等调味品和酒石黄等食用色素后，大多数抽动症患儿的抽动症状消失。恢复吃含这些色素食品和调味品后，患儿的抽动症状又重新出现。因此家长要注意，不要在患儿的饮食中加胡椒油等调味品和用酒石黄着色的食物等。患儿不可食用含色素食品，比如可乐、橘子水、蜜饯和奶油蛋糕上红绿裱花，及加入调味剂的各种食品。

（2）不要过量食用含有丰富酪氨酸的食物

不要过量食用含有丰富酪氨酸的乳制品、大豆等食品。体内酪氨酸含量增加，会导致症状加剧，不利于疾病的有效控制和治疗，为孩子身体健康着想，家长需要适当控制孩子食用此类食品。让患儿养成良好的饮食卫生习惯，以保护孩子消化道的正常功能。

（3）不要食用铅、铝含量过高的食物

铝元素含量过高会导致儿童智力减退，记忆力下降，引起食欲不振及消化不良等。所以，抽动症患儿不可使用无涂膜铝质食具、容器或者用其煮食高蛋白和酸性食物及饮料等。不要多吃大虾、向日葵、皮蛋、爆米花及在冶炼厂周围种植的受到铅污染的食物，也不可饮用酒精类的饮料，以免加重病情。

（4）不吃含水杨酸盐类多的食物

有些食物，如番茄、苹果、菠萝、橘子和杏子等含甲基水杨酸盐类较多，需要控制抽动症患儿的食用量。因为甲基水杨酸盐能够影响大脑神经信息的传递，从而加剧抽动症状。

（5）不吃生、寒、凉的食物

生的食物如水果等，寒的食物如螃蟹、苦瓜、菊花、金银花等，还包括一切的凉茶，凉的食物如冷饭等，这些食物是会损伤脾胃的，导致脾胃的运化功能失常。

（6）不吃肥甘厚味食物

抽动症患儿不能吃肥甘厚味的食物，如油条等油腻香甜的食物，这些食物很容易生成痰浊。

（7）不吃煎炸类食品

抽动症患儿不适合吃煎炸类的食物，如方便面，涮羊肉，烤鸡腿，烤羊肉串等。煎炸类的食物干燥，燥就会使津液受损，使本来就虚的阴津更加消耗，这对此病是非常不利的。

（8）不吃烧烤油炸食品

现在的食物多样化，烧烤食物和油炸食物以其美味深深吸引着食客，不仅是大人，现在孩子也是深陷其中。抽动症孩子尽量少食用或不食用这类食物。

（9）不吃快餐

现在一些快餐类食品最受孩子青睐，包括各种方便面、汉堡包、焙烤食品（面包）、速冻食品、炸鸡块、牛肉片、火腿肠、啤酒、汽水、可乐、果汁、速溶咖啡、炸薯条、沙拉、虾片、果仁、冰淇淋等。但是这类快餐热量高，往往含油多，既不营养也不健康，因此尽量不要让孩子养成经常吃快餐的习惯。专家指出快餐并没有太多的营养，只是脂肪含量比较高，孩子吃完之后不仅会造成肥胖，还有可能是儿童抽动症的病因之一，所以孩子应该少吃洋快餐。

以上就是儿童抽动症的饮食要求，为了孩子们的健康着想，家长需要合理安排孩子的饮食，最好以清淡为主。关于儿童抽动症的饮食问题值得家长们关注，日常饮食的安排是很重要的，慢性疾病不是仅仅治疗就能恢复，适当地配合护理工作才会达到更佳的效果。

专家提醒：

　　小儿多发性抽动症是一种常见的儿童行为异常，其发病是多种原因综合作用的结果。家长应该对抽动症孩子的日常饮食引起重视。

4 儿童抽动症的饮食原则

　　多发性抽动症严重威胁着孩子的健康，影响整个家庭的生活质量，所以近年来许多专业人士研究了多发性抽动症的饮食注意事项，以期通过调节饮食控制病情。专家指出良好的饮食习惯可以使患儿多发性抽动症的症状得到缓解和控制，下面阐述多发性抽动症患儿的饮食原则。

　　（1）选择健脑补脑的食物

　　经常食用动物脑子和骨髓，有增强记忆力的功效。多吃腰果、核桃、杏仁、花生等坚果类食物，可健脑补脑。另外，鱼类含有许多益于智力开发的物质，清蒸食用，营养成分破坏少，有益智作用。

　　（2）多吃可缓解焦虑紧张情绪的食物

　　草莓、柠檬等可使人精力充沛，提高接受信息的能力；每天食用半个洋葱，可消除紧张焦虑情绪；红枣、莲子、银耳、牛奶、香蕉可缓解压力。

　　（3）多吃可改善睡眠的食物

　　酸枣、葡萄等可改善睡眠。研究发现葡萄中含有睡眠辅助激素——褪黑素，是大脑中松果腺分泌的物质，可协助调解睡眠周期并治疗失眠。

（4）注意补充维生素

维生素是维持生理功能的重要物质，特别是与脑和神经代谢有关的维生素。如维生素 B_1、维生素 B_6 等，这类维生素在糙米、全麦、苜蓿中含量较丰富，抽动症患儿的日常膳食中粮食不宜太精。

（5）注意补充矿物质

矿物质是我们身体必不可少的，多摄入一些钙、镁、锌和铁，可以提高脑力劳动的效率，这对抽动症儿童的治疗也有一定的帮助。

（6）其他

饮料中也含有损害大脑功能的物质，不宜常喝，尤其是不能代替水天天饮用。

5 儿童多发性抽动症的食疗方

8岁的牛牛患有抽动症1年余，牛牛妈妈觉得孩子长期服药有一定的副作用，"是药三分毒"，长期服药对孩子生长发育很不利，可不用药又有点不放心。于是她打电话咨询她的医生朋友李主任，想了解一下有没有食疗的方法。李主任介绍了一些抽动症的食疗方给牛牛妈妈。家长可根据食材获取的方便与否以及临床表现不同，选择使用。

（1）川芎10g，白芷10g，大头鱼500g，加水适量炖熟，调味饮汤。治疗抽动症头痛。

（2）桂圆肉30g，莲子肉10g，与大米150g煮粥；或莲子肉10g，百合30g，与粳米一起煮粥，清晨服用。可健脾安神，治疗抽动症夜寐不宁。

（3）龙骨30g，打碎加水先煎1小时后取汁，再加百合30g，百合将煮熟时加鸡蛋一个，白糖适量，煮熟时服食。治疗抽动症易兴奋、注意力不集中。

（4）桑椹 30g，百合 30g，菊花 20g，青果 10g，加水适量共煎汤。治疗抽动症冲动易怒，坐立不安。

（5）茯苓磨粉，鲜山药 50g，粳米 150g，共煮成粥，可健脾化痰。治疗抽动症反复发作，胸闷作咳，喉中声响。

（6）动物骨髓、脑蒸熟食用，可益肾填髓。治疗抽动症共病注意力不集中，记忆力差。

6 儿童多发性抽动症的"六个粥"

琪琪今年 10 岁，患有抽动症 1 年余，每天口服药物治疗，现在病情很稳定。琪琪的妈妈听同班同学的妈妈说食物疗法也可以治疗抽动症，琪琪很爱喝粥，琪琪妈妈想做一些粥给她喝，但又不知道到底什么粥有利于孩子的病情。

（1）小米枣仁粥

小米 100g，枣仁末 15g，蜂蜜 30g。先用小米煮粥，熟后放入枣仁末，搅匀。给孩子食用时，还要加入蜂蜜，每天服用 2 次。功效补脾润燥，宁心安神，多发性抽动症患儿长期服用，可减轻抽动症状。

（2）桂圆莲米粥

桂圆、莲米各 5g，糯米 50g，冰糖适量。将糯米加清水适量煮沸后，纳入桂圆、莲米，煮至粥熟，加冰糖适量，每日服用。该制作简单，营养丰富，有补血安神、健脑益智、补养心脾的功效，是健脾长智的传统食物，可提高抽动症患儿记忆力，改善抽动症状。

（3）莲子百合粥

粳米 150g，百合干 25g，莲子 25g，枸杞 2 颗。莲子百合两药加粳米共煮成粥，加枸杞，每天早晨吃一次，有补肾脾、安心神之功。

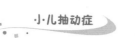

（4）茯苓大枣山药粥

茯苓粉 20g，枣 15g，山药干 20g，赤砂糖 30g。茯苓粉、山药、枣共煮，加玉米面适量熬成粥，加赤砂糖调味。可健脾助运，以消痰湿。

（5）莲子粥

莲子 30g，百合 30g，粳米 60g。先将莲子、百合与粳米分别淘洗干净，放入锅内，加水，用小火煨煮。待莲子、百合、粳米熟烂时，加糖适量，即可食用。无论对于消化功能不好的抽动症患儿，还是睡眠质量差的抽动症患儿都有很好的治疗效果。

（6）甘枣麦片粥

枸杞子 12g，甘草 6g，红枣 15g。煎煮 20 分钟，滤汁，留红枣，加麦片 25g，煮成粥，作为早餐，可以常服用。可健脾助运，养血宁神。

7 儿童多发性抽动症的"六个汤"

洋洋今年 9 岁，患有抽动症 1 年余，每天服用大量的药物治疗本病。洋洋的妈妈明白孩子的疾病有一部分的原因是自己给孩子吃的不合理导致的，既然不合理的饮食习惯可以导致疾病的发生，那么正确、合理的营养搭配也能够治疗疾病。洋洋平时很爱喝妈妈做的汤，到底哪些汤既可以治疗孩子的疾病又能让孩子爱喝呢？

（1）蜜炖木瓜汤

原料：木瓜 100g，蜂蜜 30g。

做法：木瓜洗净，加蜂蜜 30g，水适量，蒸 30 分钟，去木瓜，分次饮汤，7 天一个疗程。

说明：具有缓解肌肉抽动的作用，适用于肌肉抽动（尤其是腹肌抽动）、喉间异声的抽动症患儿。

（2）百合鸡子汤

原料：鸡蛋2个，百合60g。

做法：百合60g，用水浸泡一夜，取之加水3碗，煎煮2碗，然后取鸡蛋2个，去蛋白，蛋黄捣烂，倒入百合汤中拌匀（慢火煮），再加白糖或冰糖适量。分2次，1天内服完。

说明：具有养阴润燥、清心安神的功效。原治癔症，现适用于多发性抽动症，伴心脾不足，心神失宁，症见抽动、少眠的患儿，疗效尚佳。

（3）百合银耳羹

原料：百合50g，去心莲肉50g，银耳25g，冰糖50g。

做法：百合、莲肉加水适量，煮沸，再加银耳，文火煨至汤汁稍黏稠，加冰糖，冷后即可服用。

说明：具有清心安神的功效，适用于多发性抽动症，阴虚火旺，抽动兼见脾气急躁、大便偏干等症的患儿。

（4）百合芦笋汤

原料：百合50g，罐装芦笋250g，鸡汤500mL，盐、味精适量。

做法：先将百合放入温水浸泡，发好洗净，加鸡汤500mL，加热烧12分钟，再加入芦笋，煮开后加盐、味精，即成。

说明：具有清心安神的功效。适用于多发性抽动症，症见心烦少眠，好动难静，记忆力减退的患儿。经常服用，有改善睡眠的作用。

（5）莲子猪心汤

原料：莲子肉30g，猪心一副，食盐、酱油、味精各适量。

做法：将猪心洗净切片装入锅中，加入莲子肉，用中火炖30分钟，加入食盐、味精、酱油等调味即成。佐菜佐餐服食，每日1次。

说明：具有益智安神、补血养心的功效。适用于心神不宁，惊悸怔忡，健忘，记忆力减退等症。

（6）莲子汤

原料：干莲子300g，白糖200g。

做法：将莲子除去杂质洗净，在清水中反复漂洗后加水入锅，用水煮至极烂，加入适量白糖，带汤一并食用，可作为抽动症患儿的食疗佳品。食用时虽然略带苦味，但细细品味则苦中带甜。

说明：关于其在养心安神、健脑益智、消除疲劳等方面的药用价值，历代医药典籍多有记载。现代药理研究也证实，莲子有镇静、安神的功效，故适用于抽动症患儿。

8 喝牛奶有助于治疗儿童抽动症

牛奶可以提高孩子的抵抗力，牛奶中的钙含量很高，可以让孩子避免因为缺钙而引起抽搐，也能增强孩子的身体素质。专家介绍说抽动症患者常饮牛奶有几大好处：

（1）脂肪

牛奶中含脂肪，乳中脂肪是微细的脂肪颗粒分散在乳中，因此容易消化吸收。

（2）无机盐

乳中的无机盐主要是钾、磷、钙等。牛乳中的钙比蔬菜容易吸收利用，因此牛奶是抽动症患者较好的补充营养的食用乳类。

（3）维生素

乳中含糖 $3\% \sim 6\%$，主要是乳糖。除了脂溶性维生素 A、D 外，乳中还含有核黄素、硫氨素、尼克酸等 B 族维生素。

（4）蛋白质

牛奶中含蛋白质 $3\% \sim 4\%$，容易被吸收利用，具有比较高的生理价值。牛奶蛋白质中蛋氨酸和赖氨酸含量较高，可以补充氨基酸和蛋白质的不足，可以有效地提高营养价值。

患有儿童抽动症的孩子要远离洋快餐吗

乐乐今年 12 岁，父母工作都很忙，经常很晚下班回家，乐乐常常一个人在家，几乎每天都去肯德基、麦当劳或必胜客等快餐店吃饭。10 岁那年老师发现乐乐经常有眨眼睛、面部抽动、喉部发声等抽动症状，老师告诉乐乐的父母，才引起乐乐的父母注意，乐乐妈妈带孩子去医院看病，医生诊断为多发性抽动症。乐乐的父母反思自己对孩子的关心照顾不够，询问医生是不是和孩子长期吃快餐有关？医生的回答是肯定的。

洋快餐和儿童抽动症有什么关系？大多数的孩子都特别偏爱肯德基、麦当劳、必胜客、萨莉亚等洋快餐店。里面的汉堡可乐薯条和鸡翅，别说孩子了，很多成年人也是非常喜爱的。但是孩子毕竟不比成年人，孩子在每个不同的年龄段都是长身体的关键时刻，合理的饮食结构对于孩子来说是非常重要的。其实家长都知道，洋快餐并不营养，甚至很多老百姓把它称之为"垃圾食品"，目前更有专家学者指出，洋快餐会导致小儿抽动症的发生。那么洋快餐和小儿抽动症到底存在什么直接关系呢？

洋快餐可粗略分为三类：一是主餐类，包括各种方便面、汉堡包、焙烤食品（面包）、速冻食品、炸鸡块、牛肉片、火腿肠等；二是饮料类，包括啤酒、汽水、可乐、果汁、速溶咖啡等；三是小吃类，如炸薯条、沙拉、虾片、果仁、冰淇淋及其他油炸膨化食品。

这些食品的危害在于，高热量的油炸、焙烤食品脂肪含量很高，大大超过了青少年一天所需的脂肪量。青少年长期摄入这类食物，则为以后的肥胖症和心血管疾病埋下了隐患。另一方面，饮料也是催人肥胖的原因。现在迅速占领中国消费市场的可乐，还有各种果汁、汽水，诱惑并控制了中国青少年以及成人的口味，成为大众型的饮料。而这些饮料中都加入了大量的香精、糖和人造色素，长期饮用后可因糖分的过多摄入而造成肥胖。另外，这些食品还会影响青少年正餐的口味和食欲。所以，抽动症的患儿要远离洋快餐。

10 克服多发性抽动症患者厌食有什么方法

硕硕患有抽动症 1 年余，他今年 8 岁，面色无华，形体消瘦，比同龄孩子矮小。他每天最大的兴趣爱好是打游戏，最犯愁的事情就是吃饭，食欲很差，每天都是被父母强迫吃一点食物，不爱喝水，不爱吃水果蔬菜。父母没办法，决定带硕硕到医院请求医生帮助。为什么孩子不愿意吃饭？如何才能够让孩子愿意吃饭？

多发性抽动症患儿为什么会厌食？主要是由于以下几个方面导致：

（1）日常生活中由于食用大量的零食和饮料，导致抽动症患儿对正餐缺乏兴趣。

（2）教育方式不当，家长没有做好表率作用，导致抽动症患儿存在偏食、挑食的现象。

（3）长期缺乏体育锻炼，导致抽动症患儿消耗少，缺乏饥饿感。

（4）长时间的西药刺激，副作用的出现。

（5）还有一种情况就是抽动症患儿确实是胃口小，这就需要家长在平时生活中细心观察。

那么如何才能克服患儿的厌食习惯，让孩子对吃饭感兴趣呢？

（1）态度坚决而不强迫

如果孩子因为饭菜不合胃口而不吃，父母可以把饭菜拿走，让他等下一顿，而且两餐之间不要给零食，让他明白只有正餐好好吃饭才能填饱肚子。在孩子表现好时，要鼓励他，慢慢地孩子就会逐渐养成好习惯。

（2）心态轻松

1～3 岁的宝宝饮食量不是很稳定，父母可以经过多日的观察发现宝

宝的日均进食量，如果宝宝这两天不好好吃东西，不要着急，后两天他自己就会多吃补回来。

（3）气氛感染

家长吃得津津有味孩子也会嘴馋，开始的时候餐桌上要有一两样他爱吃的食物，渐渐地孩子就会接受多种食物了。

（4）培养新的口味

孩子如果每天只吃一种他喜爱的食物，会造成营养不良，我们需要培养他新的食物兴趣。可以在三餐中选一餐做他最喜欢的食物，而其他的两餐则另选其他食物。一方面，孩子的习惯已经得到满足，在两个都不喜欢的食物中选一个，不会引起他的反感，不论选哪一个，都是一种新的尝试，都是可喜的进步。

（5）善用掩护将宝宝喜欢和不喜欢的食物混在一起

如果孩子不吃蔬菜，可是爱吃饺子，就把蔬菜包进饺子里吧；爱喝汤，那就煮进汤里吧。不爱吃水果，可是爱喝酸奶，就把水果和酸奶拌在一起做成沙拉。开始时，不爱吃的食物可以放得少一点，然后逐渐增加。

（6）控制甜食

虽然甜食会影响到孩子的健康，但孩子就是喜欢吃。家长要做的是首先减少购买甜食的次数。其次，尽量购买高营养的甜食。最后，家长要规定孩子对甜食的量，告诉他们一天能吃几块点心，让他们自己选择在什么时间吃。

（7）让孩子帮忙准备饭菜

让孩子做家长的小助手（一定要确保没有危险的情况下），这也是培养他们对食物产生兴趣的一种方式。

专家提醒：

　　合理膳食、做到营养全面吸收才能帮助孩子克服抽动症，摆脱抽动症。

11 厌食的抽动症患儿宜食哪些粥或饼

　　小林今年9岁，患有抽动症1年余。每次让小林吃饭，他就开始哭，父母只能以条件交换才让孩子稍微吃一点，由于担心孩子长期如此会严重影响生长发育，影响身高，小林妈妈带孩子去医院检查。医生告诉小林的父母孩子脾胃不和，可以通过一些食物疗法，健脾和胃，增强孩子的食欲。

　　（1）砂仁粥

　　将砂仁2～3g捣碎为细末，将50～75g大米放入小锅内，加水适量熬煮成粥，出锅时加入砂仁末。每日可作早晚餐，让抽动症患儿食用。中医认为砂仁可化湿开胃，温脾止泻，理气和胃，促进胃肠蠕动，帮助消化，特别适合厌食的抽动症患儿食用。

　　（2）麦芽糕

　　将麦芽120g淘洗后晒干，橘皮30g，炒白术30g，神曲60g，一起研为细末，与适量白糖、米粉150g和匀，加入适量清水调和，如常法做成10～15块小糕饼，放入碗内，用蒸锅蒸熟即可。可以作为日常小点心让抽动症患儿食用。中医认为麦芽，神曲为焦三仙中的二仙，消积导滞、健脾开胃功能好，橘皮长于理气，配合白术，治疗抽动症患儿厌食效果好。

（3）红枣小米粥

取红枣 10 个，小米 30g，先将小米清洗后上锅用小火炒成略黄，然后加入水及红枣用大火烧开后小火熬成粥食用。中医认为红枣具有健脾益胃、补气养血、增强免疫力的作用，小米可健脾养脾，调理肠胃。抽动症患儿服用红枣小米粥不仅能健脾开胃，还能补气补血、提高免疫力。

（4）莲子山药粥

取莲子 30g，山药 80g，粳米 50g。将莲子去皮及心，加山药、粳米及水煮粥食用。适用于消瘦、食欲不振的脾胃虚弱小儿。中医认为莲子养心安神，山药健脾和胃，粳米健脾和胃、补中益气，抽动症患儿长期服用不仅可以减轻抽动症状，同时可增加食欲。

（5）沙参麦冬扁豆粥

取沙参 10g，麦冬 10g，扁豆 15g，粳米 50g。先将沙参、麦冬加水煮 20 分钟取汁，将汁加入粳米、扁豆煮成粥食用。适用于手足心热、大便干的脾阴虚胃热小儿。中医认为沙参滋阴生津、清热凉血，麦冬滋阴生津、润肺养心，扁豆健脾化湿，粳米健脾和胃、补中益气，长期服用不仅可使抽动症患儿宁心安神，还可以增加食欲。

专家提醒：

中医认为"四季脾旺不受邪"，即脾胃功能良好的孩子抵抗力强，不易生病。

12 怎样帮助抽动症患儿补铁

铁是人体内必需的微量元素之一，有着重要的生理功能。有研究表明多发性抽动症患儿相当一部分存在低铁血症，低铁血症可能是多发性抽动症发病的因素之一，所以补铁对抽动症患者来说尤为重要。

食物中含铁丰富的有动物血、动物肝脏、动物肾脏；其次为瘦肉、蛋黄、鸡、鱼、虾和豆类。绿叶蔬菜中含铁较高的有菠菜、芹菜、菜花、苋菜、荠菜、黄花菜等，水果中桃、李、葡萄、红枣、樱桃等含铁较多，干果有核桃，其他如海带、红糖、芝麻酱也含铁。食物中铁的吸收率在 $1\% \sim 22\%$，动物性食物中铁较植物性食物易于吸收和利用。动物血中铁的吸收率较高，在 $10\% \sim 76\%$；肝脏、瘦肉中铁的吸收率为 7%；由于蛋黄中存在磷蛋白和卵黄蛋白，与铁结合生成可溶性差的物质，所以蛋黄中铁的吸收率还不足 3%；菠菜和扁豆虽然富含铁，但是由于它们含有植酸（小麦和麦麸中也有），会阻碍铁的吸收，铁的吸收率很低。

现已证明维生素 C、肉类、果糖、氨基酸、脂肪可增加铁的吸收，而茶、咖啡、牛乳、植物酸、麦麸等可抑制铁的吸收，所以家长应注意食物合理搭配，以增加铁的吸收，可吃些富含维生素 C 的水果及蔬菜（如马铃薯、包心菜等）。

13 多发性抽动症患儿应多吃新鲜蔬菜吗

晓晴患有抽动症 2 年余，一直口服药物治疗，她很爱吃肉，每顿饭必须有肉，否则拒绝吃饭。晓晴觉得蔬菜的味道寡淡，味道没有肉类的鲜美，常常拒绝食用。晓晴是跟随爷爷奶奶生活的，孩子不爱吃青菜，爷爷奶奶心疼孙女，不愿意强迫孩子吃青菜。但是爷爷奶奶也担心孩子不吃青菜会影响健康？

孩子不吃蔬菜容易导致营养不均衡，导致便秘、生长缓慢等问题。孩子吃蔬菜的好处很多，主要有以下几方面：

（1）蔬菜是维生素的重要来源

食物中只有蔬菜和水果中含有维生素 A 和维生素 C，而且富含维生素 B_1 和维生素 B_2。维生素 C 能防治坏血病，维生素 A 可保护视力，防止眼病和夜盲证。

（2）蔬菜可提高蛋白质的吸收率

蔬菜吃得过少不仅导致各种维生素和微量元素摄取得少，易患营养缺乏症，使免疫力和健康水平迅速降低，还会影响蛋白质的吸收。如果在吃肉时加吃蔬菜，蛋白质吸收率就会高达87%，比单纯吃肉类高出20%。

（3）蔬菜是纤维素的重要来源

蔬菜中含有丰富的纤维素，能刺激胃液分泌和肠道蠕动，增加食物与消化液的接触面积，有助于人体消化吸收食物，促进代谢物排出，并防止便秘。

（4）蔬菜是挥发性芳香油的重要来源

有些蔬菜含有挥发性芳香油，味道特别，如姜、葱、蒜等含有辛辣香气。这种独特的香气有刺激食欲的作用，并可防止某些疾病。

（5）蔬菜是矿物质的重要来源

蔬菜中含有的钙、铁、铜等矿物质，其中钙是孩子骨骼和牙齿发育的主要物质，还可防治佝偻病；铁和铜能促进血色素的合成，刺激红细胞发育，防止孩子食欲不振、贫血，促进生长发育；矿物质可使蔬菜成为碱性食物，与五谷和肉类等酸性食物中和，具有调节体液酸碱平衡的作用。

（6）多食蔬菜有利于牙齿健康

孩子咀嚼动作有利于牙齿健康，而能够促使牙齿进行咀嚼的食物首推蔬菜，尤其以胡萝卜、芹菜、卷心菜、菠菜、黄瓜为佳。常吃蔬菜可使牙齿中的钼元素增加，增强牙齿的硬度和牢固度。因此，厌食蔬菜和肉类的孩子，牙齿密度比正常实用蔬菜和肉类的孩子要低。常吃蔬菜还能防龋齿，蔬菜含有 90% 的水分和丰富的纤维素，咀嚼时可释放糖分，改善口腔环境，抑制细菌生长，另外纤维素还有洁齿作用。

（7）多吃蔬菜也可帮助身体补钙

牛奶中的磷含量相当高，以致钙磷比例不适当。钙磷比例不合适便会影响钙在体内的吸收。蔬菜中钙含量虽然没有牛奶那么高，并易受到植酸或草酸的影响而减少在肠道的吸收率，但人体对有些蔬菜的钙吸收率甚至高于牛奶，如芥菜、黄豆芽等。因此，一些不习惯喝牛奶的孩子，他们身体所需的钙也可以通过蔬菜来补充一些。

专家提醒：

孩子要多吃新鲜蔬菜，多吃新鲜蔬菜的好处较多。蔬菜种类要多样化，家长要培养孩子吃蔬菜的兴趣。

14 错误的蔬菜做法有哪些

常吃蔬菜益处多，但食用不当也会引起中毒。有不少人不懂得如何正确食用蔬菜，由于吃法不当，让有益物质大量丧失或遭到破坏，甚至让有害物质危害健康。所以，家长应该避免一些不当的做法。

（1）蔬菜先切后洗

蔬菜中许多营养素及有益物质都是水溶性的，切细切小后的蔬菜在洗涤过程中会使营养物质大量流失于水中。正确的方法是先洗后切再烧煮。

（2）蔬菜的菜汁被挤掉

在做馄饨、包子的馅心时，需把蔬菜斩细，这时会有大量的汁水流出。有的家长为了食物成型或包馅的方便会把蔬菜的汁水挤掉，这样就把蔬菜中70%的维生素、矿物质丢弃了。正确的方法是将蔬菜与香干、香菇、肉等一起剁切、搅拌，让蔬菜的汁水渗到其他馅中，这样做还可使食物更可口。

（3）蔬菜久藏

变蔫的蔬菜不但口感不好，大部分维生素C也会被破坏。蔬菜中无毒的硝酸盐会还原成亚硝酸盐，而亚硝酸盐可使正常血红蛋白变成高铁血红蛋白，不再有携氧能力，严重时会使人指甲、口唇，甚至全身出现青紫，还会出现气急等症状。所以蔬菜要尽量吃新鲜的。

（4）蔬菜冷藏不当

大多数蔬菜的适宜保存温度是3～10℃，而黄瓜不能低于10℃，如果放在4℃左右的冰箱中冷藏，黄瓜颜色会变深，瓜体变软，切开后可见到透明胶状体，使黄瓜的清香味荡然无存。

（5）盲目生吃蔬菜

有些蔬菜本身含毒，必须经加热烧煮才能破坏其中的毒素，如刀豆、扁豆、土豆、豆芽等。可生吃的蔬菜必须是本身无毒，且未受污染的，如萝卜、黄瓜等口感良好的品种。而现在市场上绝大多数的蔬菜都喷洒过农药，虽然大家已习惯于先将蔬菜浸泡后清洗，但这只能除去30%左右的农药，生吃这些蔬菜会对人的健康造成损害。

（6）蔬菜烧煮时间过长

蔬菜的维生素C遇热易氧化分解，在急火快炒或加盖短时间加热时其损失量较少，如果烧煮时间超过10分钟，维生素C会减少60%或更多。

（7）蔬菜隔顿、隔夜吃

经测定，炒好的青菜放置15分钟，维生素C减少20%，放30分钟减少30%，放一小时减少50%。隔顿、隔夜的菜还易变质，吃了易发生食物中毒。所以最好要现烧现吃，既卫生又营养。

（8）蔬菜烹饪时加油过多

植物油和动物油一样，每克油都能产生 9 千卡热量，摄入太多会诱发肥胖，还会增加罹患高血脂、心脑血管疾病的风险。所以炒菜加油要适当，每人每天吃油 25g，不超过 30g。

（9）菜汤被倒掉

烧菜时有 30%～70% 的维生素 C 及部分水溶性营养素会溶于汤里。如果炒菜之前已经用水焯过一次，去掉了草酸、亚硝酸盐和农药，并且炒的时候油和盐放得也比较少，那么菜汤喝掉是无害的。

（10）蔬菜吃得过多

蔬菜不能多吃的原因首先是大多数蔬菜不易消化，特别是竹笋、芹菜、蚕豆等含很高的粗纤维，大量进食后对于胃肠道疾病患者会诱发病情加重，也容易导致肝硬化患者胃出血或食管静脉曲张出血；大量纤维素还会影响钙、锌吸收，尤其生长发育期的少年儿童和孕妇；蔬菜中的蛋白质大多属于"不完全蛋白质"，缺少人体许多必需氨基酸，有些人为了减肥，长期不吃优质蛋白质，容易得营养不良症。每天蔬菜的适宜摄入量是 300～500g。

此外，同样也需要注意蔬菜的正确搭配，防止营养物质流失。如菠菜中含有大量的铁剂，但在人体内很难吸收。过去认为吃菠菜可以防治贫血，给孩子吃较多的菠菜，结果适得其反。菠菜还含有草酸，因为食之发涩，草酸遇钙会凝固成不易溶解的草酸钙。如果多食菠菜，菠菜中的草酸和钙结合起来，就会夺去孩子骨骼和牙齿发育期所需要的钙。但将切好的菠菜溶于水中，再把菠菜捞出，倒掉汤，这样可除掉大部分草酸。不过这样做又会使菠菜里丰富的维生素 A、C 和 B_1 受到破坏。豆腐里含有许多钙，与菠菜同炒，就会形成草酸钙。因此，做菠菜炒豆腐或菠菜豆腐汤，不符合饮食卫生的要求。但如果用焯过并且去了汤的菠菜炒豆腐或做菠菜豆腐汤，对钙的吸收就没有多大妨碍了。

15 多发性抽动症患儿应多吃新鲜水果吗

（1）多吃新鲜水果促进铁质吸收

孩子容易出现缺铁性贫血，而铁质必须在酸性条件下，与维生素 C 结合才能更好地被吸收和利用，所以吃新鲜的水果对孩子的缺铁性贫血有较好的防治作用。

（2）多吃新鲜水果保养肌肤

新鲜的水果中富含镁元素，镁元素可以使皮肤红润光泽、有弹性。这一点对成人适用，对皮肤娇嫩的孩子来说更适用，而且绝对天然、好吸收、无副作用。

（3）多吃新鲜水果清洁口腔

如果一个新鲜的水果用 15 分钟吃完的话，水果中的有机酸和果酸质就可以把口腔中的细菌杀死，起到保护牙齿防止蛀牙和牙龈炎的作用。所以孩子常吃水果可以起到清洁口腔、保护牙龈和牙齿的作用。

（4）多吃新鲜水果改善肠道功能

新鲜水果的果胶、抗氧化物等能降低体内有害胆固醇并提高有益胆固醇含量，促进消化系统健康，减轻腹泻现象。另一方面，新鲜水果中含有丰富纤维素，孩子便秘时，适量进食水果也可以起到润肠通便、去燥去火的功效。

（5）多吃新鲜水果减轻内脏负担

新鲜水果有利于稳定血流速度，减轻内脏解毒、排泄负担，保护孩子内脏功能。另外新鲜的水果还含硼，有助于保持骨密度并且保护心脏免得心脏病。

16 多发性抽动症患儿吃水果有哪些注意事项

水果的营养非常丰富，而且水果的好处非常多，不仅能够帮助孩子消化吸收食物，还能补充孩子生长发育时所需要的各种营养。但是吃水果也是有技巧的，并不是吃得越多越好，吃水果也要讲究季节的变化以及孩子的自身体质等问题。如果孩子不爱吃水果，又有什么办法能让孩子与水果成为朋友？要怎样吃水果才有利于身体健康呢？

（1）选择水果要看孩子体质

吃适合孩子体质的水果可以收到事半功倍的效果，能够对孩子的身体健康起到积极作用。比如舌苔厚、便秘、体质偏热的孩子，可以吃梨、西瓜、猕猴桃等凉性水果。而冬季孩子患急慢性支气管炎时，吃柑橘可疏通经络，消除痰积，但不可多食，否则易上火，同样抽动症患儿要少吃柑橘。如宝宝缺维生素 A、C 则可以多吃胡萝卜、甜瓜。

（2）食用时间要注意

孩子吃水果可以放在两餐之间，可以中午午睡起床后，这时有利于宝宝营养吸收，又不会像餐前吃水果那样会占据胃的空间，影响正餐营养摄入。孩子早餐时不适合吃水果，而且饱餐后也不要立刻喝水。

（3）食用水果要适度

很多宝宝喜欢吃荔枝，但是如果大量吃的话，不仅会使孩子的正常饭量减少，还会影响对其他必需营养的摄取，严重时会出现头晕目眩、面色苍白、四肢无力、大汗淋漓等。另外柿子也不可以多食，容易导致便秘、消化不良。香蕉虽好，也不可多食，尤其是脾胃虚弱的孩子，否则容易引起恶心、呕吐、腹泻。

（4）水果虽好，蔬菜的供给也要跟上

有的孩子不爱吃蔬菜，那么妈妈会让他吃多一些水果来补上，这种做法是不科学的。吃过多的水果，会导致身体摄入过量的果糖，会使孩子的身体缺乏铜元素，影响骨骼的发育导致身材矮小，而且还会使宝宝经常有饱腹感，导致食欲下降。水果中无机盐、粗纤维的含量要比蔬菜少，促进肠肌蠕动、保证钙和铁摄入的功能也不及蔬菜。

（5）少吃苹果

抽动症患儿要少吃苹果，但苹果是最有营养的水果，在孩子食欲不佳、消化不良、口咽干燥、身热咳嗽时，吃一些有利于健康。吃苹果也有讲究，孩子消化不良时，应该吃加温的熟苹果泥，可止泻；孩子排便不通畅时，生食苹果较适宜，能够促进通便；孩子咳嗽并嘶哑时，喝生苹果汁，可以润肺止咳。

（6）西瓜不可随意吃

西瓜性寒，如果食用太多，不仅会使脾胃的消化能力更弱，而且还会引起腹痛、腹泻等消化道症状，所以宝宝不可多吃。另外在感冒初期、患肾脏疾病导致肾脏功能不全时、口腔长口疮等时候都不要吃太多。

17 多发性抽动症孩子为什么会偏食

中国预防医学科学院儿童营养专家调研结果表明，我国大约2/3的儿童，有偏食和拒绝吃某些食物的习惯，因而导致身体缺乏一些必需营养，成为现代"营养不良"，免疫力普遍低下。抽动症患儿饮食更应注意营养搭配，孩子不应吃的食物应少吃，多吃含铁、锌、脂肪酸的食物。

是什么导致孩子的不良饮食习惯呢？专家指出了6个方面的原因。

（1）孩子错过了味觉最佳发育机会

每种没有吃过的食物，对于孩子来说都是新鲜的好奇的，孩子并不会天生就对某种味道有什么成见，通常需要家长给孩子培养出良好的味觉及嗅觉感受。孩子的味觉、嗅觉在6个月至1岁这一阶段最灵敏，因此是添加辅食的最佳时机。孩子通过品尝各种食物，可促进食物味觉、嗅觉及口感的形成和发育。然而，在给孩子添加辅食的过程中，如果家长看到孩子不愿吃或稍有不适，就马上心疼地让孩子停下来，不再让孩子吃，这样便使孩子错过了味觉、嗅觉及口感的最佳形成和发育机会，不仅造成断奶困难，而且导致日后典型的厌食症。

（2）对孩子最初表现的"偏食"，家长采取强制态度

孩子在8个月时对于食物已经能表示出喜恶，这就是最初的"偏食"现象。然而，这种偏食是很天真的，不能同大一点的孩子的偏食相提并论。因为孩子在这个月龄不喜欢吃的东西很有可能到了下个月就又爱吃了。而家长并不了解这一点，生怕孩子缺了营养，对孩子不吃的行为非常在意，以致采取强硬的态度，结果在孩子的脑海中留下十分不良的印象，以后很难再接受这种食物，从而导致真正的偏食。

（3）对于孩子的营养摄取过于关注和担心

家长总是按照自己对于营养知识的了解，去给孩子安排膳食认为这样才能保证营养的摄取。然而，儿科医学专家表明只要孩子的味觉、嗅觉发育正常，正常的孩子是完全可以从爱吃的各种搭配得当的食物中，选择出有益健康的饮食组合。虽然孩子的食欲可能会经常变化，只要不过分受到人为偏见的影响，从长远看，他们的饮食一般是能够达到平衡的。家长过分的关注和担心反而会起反作用。

（4）在饮食上总是娇纵孩子

通常孩子都是碰到喜欢吃的食物，就没完没了地吃个不停，而家长却对此不以为然一味地娇纵孩子。然而孩子的消化器官还很娇嫩，过多摄入会使孩子伤了脾胃，结果造成伤食，以后一碰到这种食物就会感到十分厌恶，从此再也不吃了。由此，导致营养摄取不均衡，发生"营养不良"。

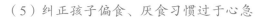

（5）纠正孩子偏食、厌食习惯过于心急

当孩子不爱吃某种东西时，家长常常采取强迫、诱惑、收买或威胁等做法硬要孩子往肚子里吃，结果造成不良的心理影响。时间一长，就会使孩子对这种不爱吃的食物形成条件反射，即一见到便感到恶心。长此以往也会影响营养的均衡摄取。

（6）家长自己有不良饮食习惯

孩子偏食、厌食，往往受家长的影响，如家长对自己不爱吃的饭菜，懒于很好地去做，也不注重口感和色泽，常常在言语之中流露出对这些食物的偏见，这样就会使孩子先入为主，对某些食物没等进口就厌恶。

专家提醒：

偏食、挑食是一种不良的摄食习惯，可导致某些营养摄入不足或过剩，影响孩子的生长发育和身体健康。孩子免疫力降低，个子长得慢，情绪异常，常常哭闹等都或多或少与偏食有关。

18 如何做到均衡营养

均衡的营养是指膳食营养物质能充分满足儿童对各种营养的要求。从结构上可理解为两大类：大营养与小营养。大营养是指蛋白质、碳水化合物、脂肪三大营养物质；小营养是指维生素、矿物质、微量元素和纤维素。

蛋白质：保证儿童生长发育的基本物质基础，但并不意味着蛋白质供应得越多越好。蛋白质过量提供会增加肝肾负担，引起便秘、口臭、舌苔增厚。我们平时所说的优质蛋白是指动物类蛋白质，如乳、蛋、鱼、肉类和植物蛋白、豆制品等。

脂肪：提供必需脂肪酸（亚油酸、亚麻酸、花生四烯酸，这些物质体内不能自身合成），对维持神经系统、视网膜的功能发育，预防过敏有重要作用。

碳水化合物：提供热量，是最主要的热量来源。

维生素、矿物质和微量元素：是生命与代谢的调节剂，对促进儿童视觉发育，增进机体的免疫功能，预防慢性营养缺乏性疾病有积极意义。

纤维素：刺激消化道运动和消化腺分泌，提高食欲，缩短粪便在肠道的停留时间。

19 良好的饮食习惯，家长要避免哪些做法

（1）以自己的饮食好恶影响孩子

吃饭时，父母应该对孩子的偏食行为既不予理会，也不过分强调，只将食物放在碗内让孩子随意吃，同时自己吃得津津有味，不知不觉孩子也就跟着吃了。还可以用语言进行积极的心理暗示，如"拌黄瓜又鲜又脆"或"我最喜欢吃红烧肉了，真香"等，以激起孩子的食欲。临床资料分析显示，92.5% 的偏食儿童受父母饮食习惯的影响。因此，父母应避免在孩子面前表现出对某些食品的过分偏爱或厌恶。

（2）不要影响孩子的食欲

家长的烹饪花样要常换常新，或将孩子不爱吃的食物掺入爱吃的食物中。同时，增加孩子的活动量，减少零食摄入，以增加食欲。如果孩子确实没胃口，就先少吃，等真饿了，孩子自然会吃。

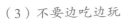
（3）不要边吃边玩

培养孩子养成细嚼慢咽的习惯，就餐时孩子不能边吃边玩或边吃边看电视。在餐桌上，父母可结合菜肴简单介绍营养知识，对偏食行为严重的孩子，最好采用分菜、分食方法，把孩子应吃的份额放在一只碗里，鼓励孩子吃完。

专家提醒：

　　家长要给孩子做个好榜样，孩子爱模仿大人的吃饭方式、吃饭习惯，因此家长要有正确、合理的饮食习惯。

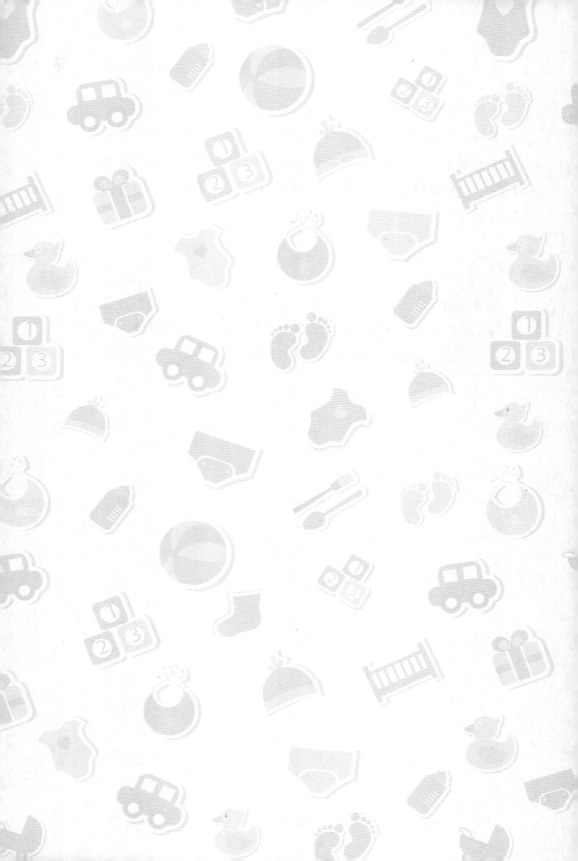

NO.7

预防、养护与康复

1 孩子患多发性抽动症时父母是否应尽早带孩子就诊治疗

小美是一名三年级的学生，患有抽动症 2 年余。2 年前小美经常挤眉弄眼，父母以为小美是故意调皮的，就没有过多关注，可是半年后父母发现小美挤眉弄眼频率增加，出现咳嗽、清嗓、频繁点头，伴有肩部、躯干、四肢不自主抽动。老师也反映小美上课不能集中注意力听讲，课堂上交头接耳，课间扮鬼脸吓唬小朋友，课后作业从来不做。小美的妈妈意识到问题的严重性才急忙带孩子去医院就诊。医生诊断为多发性抽动症，并且告诉小美的妈妈应该早带孩子就诊，可能孩子的病情就不会这么严重了。

随着社会的进步，城市的快速发展对健康产生了严重的影响，现今抽动症已成为一个不可忽视的严重问题。如果孩子患有抽动症不抓紧治疗，将会加重病情，给治疗带来困难，对孩子的身心健康造成巨大的伤害。因此，抽动症应早治疗。

父母发现孩子有眨眼、面部抽动等症状时，要尽早带孩子就诊治疗，特别是孩子的抽动症状被周围的人看成是稀奇古怪、有破坏性和令人害怕的举动时，早期治疗是非常重要的。患儿容易被周围人的态度吓坏，变得沉默寡言，孤僻，失去玩耍的朋友，无法享受正常而快乐的童年生活，这些问题在青春期将变得更为突出。

专家提醒：

　　为了避免患儿心理上的伤害，早期诊断是至关重要的。对于比较严重的病例，就医治疗控制症状是非常必要的。

2 父母带抽动症患儿就诊前应该做好哪些准备

　　对于治疗抽动症的专科医生，他们往往需要前来诊治的患儿详细的病史和用药信息，以便能正确诊断和制定更合理的个体化治疗方案。因此抽动症患儿的父母在带孩子前往医疗机构诊治前，需要提前做好准备，提供医生如下信息，以方便医患间自如的交流，制定更佳诊疗方案。

　　（1）关于抽动

　　患儿的发病年龄，最早发生抽动的部位，疾病高峰年龄（抽动发作最严重的年龄），抽动是否引起其他人的注意，抽动能否被抑制，抑制抽动是否会使抽动发作更频繁，抽动症状是否会时轻时重，抽动是否会随时间发生变化，孩子是否会有秽语或仪式性的动作（约10%的患儿会发生），孩子是否重复其他人的言语或动作。

　　（2）是否存在并发症

　　孩子是否存在注意缺陷多动障碍（ADHD）、强迫冲动障碍（OCD）或强迫行为（OCB），是否存在学习困难、睡眠困难等。

　　（3）相关家族史

　　家族中是否还有其他成员存在运动性抽动或发声性抽动，抑或两者兼而有之；家族中是否存在患有ADHD或OCD的成员；家族中是否有人患有其他神经性或精神性疾病。

（4）既往病史

孩子过去患有哪些疾病，包括是否做过手术，是否有抑郁等心理疾患，是否患有其他精神性疾病；目前是否规律用药；如果你的孩子处于青春期，那么他们是否吸烟、酗酒或吸毒；是否患咽喉炎，或有链球菌感染史。

（5）个人及生长发育史

作为患儿母亲，你的孕产史是否正常，如果异常，需要比较详细描述存在哪些问题；孩子坐、立、行走的时间是否正常；孩子的智力发育如何；如果是学龄期儿童，那么孩子的学习成绩如何，孩子在学校有哪些异常的表现。

（6）检查及用药史

既往孩子做过哪些方面的检查，结果如何；既往或目前孩子是否规律用药，尤其需要提供目前使用药物的名称、剂量、疗程；如果无法记住药物名称，那么可以带着药物或有标签的药瓶、药袋前往诊室，医生会帮助识别用药情况；如果孩子正在进行药物治疗，那么药物的疗效如何，存在哪些不良反应或副作用。

专家提醒：

患儿的父母最好亲自带孩子前往诊治，以便帮助孩子回答关于最早何时出现抽动以及抽动最早发生的部位等问题。因故不能前往的父母，最好将孩子病史和相关资料整理好，交给随诊的家庭成员，就诊时带给医生。

3 如何护理抽动症患儿

阳阳今年春节期间被诊断为多发性抽动症，父母第一次听说这个疾病，除了每天按时给阳阳服用药物，父母不知道还要做什么，不知道怎样照顾患病的孩子。

护理对抽动症的孩子来说是很重要的。一般来说，主要分为用药护理，心理护理和生活护理。

（1）用药护理

对于正在使用氟哌啶醇等药物的患儿，家长主要注意观察药物的副作用，例如静坐不能、手抖、烦躁、嗜睡、皮疹等，当患儿难以耐受这些不良反应时，要及时带患儿就医。

（2）生活护理

严重的抽动常常会影响患儿的生活，频繁眨眼影响患儿看东西；甩手或耸肩导致书写、穿衣困难；频繁发声引起诵读困难；膈肌抽动除导致鼓肚外，还会引起患儿呕吐；膀胱抽动导致尿频；各种自伤行为导致患儿躯体上的损伤。因此，家长在生活上要对抽动症的孩子悉心照顾，辅导孩子功课要有足够的耐心，注意观察孩子身体上的变化，必要时协助孩子穿衣及大小便。同时限制患儿看电视的时间，少看或不看恐怖片、枪战片或刺激性的节目；少玩或不玩电子游戏。并为患儿营造安静的生活环境。避免过多接触含铅高的物品或环境，例如车辆集中的路段，彩釉餐具等。

（3）心理护理

抽动症患儿常常表现出各种心理问题，例如胆小、脾气急躁、任性、冲动、执拗、抑郁、焦虑、紧张、自卑、敏感等，给他们的学习和生活带来很大的障碍。家长、老师要对患儿进行支持性心理护理，多与患儿接触，经常谈心，交换彼此的心得，及时发现和纠正他们心理上存在的问题。鼓励患儿多参与集体活动、户外活动，和其他健康孩子多交流，敞开心扉。适时安排手工、画画、唱歌等业余活动，培养他们的兴趣爱好，分散他们对自己疾病的注意，减少抽动发生的频率，养成良好的饮食卫生。

（4）饮食护理

避免水杨酸、酪氨酸、重金属等含量高的食物，防止孩子的食欲下降以及神经系统受损。主要选易消化、营养价值较高的食物给孩子喂食，以免造成营养障碍。患儿家长要合理搭配膳食，在孩子婴儿时期适时添加辅食，注意荤素搭配。

专家提醒：

对多发性抽动症患儿的调护，要养成良好的习惯。如：居住环境温暖适宜，给患儿创造良好的家庭氛围，调畅情志，不娇纵患儿，同时避免给患儿过多压力，帮助孩子合理减压，如学习负担过重导致的压力等；感冒流行期间减少到公众场合的机会；积极参加体育锻炼，不做危险性运动等。孩子患病时，要积极进行诊治，以免因失治、误治对孩子体质造成不良影响。孩子病理体质可以通过后天的干预加以改善。

4 家长如何为抽动症患儿选择学校

为抽动症孩子选择主流学校还是特殊教育学校的问题，一直困扰着患儿家长。

特殊教育学校同主流学校一样，有相同的义务和责任为学生提供必需的课业指导和课程安排，较之主流学校，特殊教育学校还具有如下的优势：

（1）班级规模较小，可以实现一对一的教学模式。

（2）课程安排更针对学生个人而不是整个班级一群人。

（3）同学有类似疾病经历，有相同教育需求，因此孩子在学校不会显得与众不同。

（4）学校教师经过特殊专业培训，非常理解孩子的需求，并能很好满足这些需求。

但是也有相关人士认为特殊教育学校存在一些不足，例如：类似经历的孩子聚集在一起，缺乏模范榜样效应；学校对学生的期望值较低；学校不能推动孩子学术的发展等。

拒绝抽动症儿童进入主流学校是带有歧视性的做法，而且特殊教育学校毕竟是有限的，为了充分利用教育资源，目前越来越多的主流学校开设了相应的特殊课程，增强了教师的特殊技能，放宽了接收学生的条件，不断平衡特殊学生和班级其他同学群体间的利益；有些学校还为这些学生单独设立班级，配备专职教师、指导员及校警。目前，越来越多的抽动症儿童进入到主流学校学习。

但不是所有的主流学校都有相关的经验、技能和资源来应对这些学生，学校的部分教师也没有自信去满足和支持这些有特殊需求的学生，尤其是那些合并社会交流障碍和行为障碍的学生。而且除外抽动动作，这些学生的大声发声和清嗓行为也会对其他同学产生不利的影响。

家长送抽动症孩子到主流学校上学，本意是想让他们与其他孩子一样，有相同的教育起点。而实际上，进入到主流学校的孩子面临着如下的问题：

（1）这些孩子确实存在特殊的需求。

（2）部分孩子发生了欺侮同学或被同学欺侮的不良事件。

（3）较高的教育期望值与不充分的资源支持之间的矛盾越来越突出。

（4）班级规模较大，学生人数增多，导致一对一的教学模式无法开展。

（5）特殊帮助并不充分，许多教师受到的相关特殊培训很有限，而致力于学习支持的助理资质较浅。

（6）部分学校将抽动症学生抽离班级，送到专门的学习基地或类似的特殊机构去上课，在那里他们相对安全，而且可以得到特殊的帮助，但却无形间疏远了他们与其他同学的关系；目前为抽动症患儿配备学习助理人员还是送他们到学习支持机构，还存在着争议。

（7）学习支持是有组织的过程，孩子们需要充裕的机会来发展他们的技能，从而逐渐脱离其他人的帮助，仅仅配备助理人员是远远不够的。

究竟该如何为孩子选择学校呢？套用一句老话，最适合的就是最好的。而且学校的选择也不是一成不变的。有些家长在孩子小的时候选择特殊教育学校，及时为他们提供特殊帮助，早期的干预使得孩子有能力应对学校的各种问题，为他们日后入住主流学校打下坚实的基础。有些家长认为年龄小的患儿适合进入主流学校低年级学习，但是随着年龄的增长，主流学校高年级不适合孩子们。因为高年级需要额外的组织技能；孩子们需要不停地从一个教室赶往另一个教室；一天内要遇到 5～6 个不同的教师，而且这些教师对他们并不熟悉；大孩子喧闹的行为虽然无害，但对于十几岁的抽动症儿童来说是一种干扰；他们还要面对各种各样的新情境和新问题，这些问题导致抽动症儿童越来越孤独。

因此学校的选择是一个永不停息且充满争议的话题，不仅仅是二选一的简单选择题。目前国外主流学校比较流行的做法是：为抽动症儿童设置专门的教育地点，房间不大，学生不多，教师是专门配备的，作为附属于主流学校的特殊教育学校运行，这些学校主要为特殊需要的患儿服务，例如抽动症伴发自闭症或听力障碍等，在这里患儿可以得到来自教师、治疗师和其他有经验人士的群体帮助；而有些是在主流学校班级内部设置特殊课程。国外的特殊教育学校也在积极鼓励学生尽可能地花时间到主流学校学习；仔细安排到主流学校学习的计划以满足患儿的不同需求，并尽快使他们熟悉即将要相处的同学。

因此未来的发展趋向于双教育模式，即主流学校与特殊教育学校双注册模式。当患儿病情不稳定或加重期间，特殊需求增多，就读特殊教育学校；患儿病情平稳，自理能力增强，就读主流学校。虽然这种模式的利弊目前还不能完全评判，但事实上的确有一部分患儿从中受益。

专家提醒：

世界上没有哪一所学校是完全适合某个抽动症患儿的，因此选择适合患儿需求的学校才是最重要的。

5 如何用心理疗法治疗护理抽动症患儿

如何面对和接受突如其来的抽动？如何应对攻击行为、学习困难、睡眠障碍等抽动共发病？如何解决抽动带来的学校和家庭问题？TS患儿的健康和以后的人生会怎样？TS患儿能否与周遭的人群和睦相处？心理疗法可以帮助TS患儿及其家长应对抽动带来的上述一系列问题。具体的心理疗法如下：

（1）安慰疗法

向患儿及其家长普及TS知识，让他们了解儿童多发性抽动症是一种可以治愈且预后良好的疾病，以减轻孩子的心理负担，帮助其树立战胜疾病的信心。

（2）放松疗法

不要对孩子太严厉，要尽量消除其焦虑和不安的心理，合理安排患儿的作息时间，使其劳逸结合，松弛有度，精神放松，以愉悦的心情生活和学习。

（3）消除疗法

也叫遗忘疗法。对孩子的症状不要加以理会或提醒，更不要指责、讥笑，应顺其自然，减少对孩子的恶性刺激。这样，他们便有可能在不知不觉中逐渐遗忘自己的疾病，使症状慢慢好转，甚至消失。

（4）减负疗法

尽量减轻孩子的学习和精神负担，防止其过度疲劳和情绪紧张。

6 老师如何对待多发性抽动症儿童

抽动症对患儿的影响远大于抽动对周围人的影响，每一位患儿都希望自己的病情能够被老师理解。因此，教师在 TS 患儿的生活中扮演着重要的角色，作为教育团队的一员，教师可以帮助患儿进行自我管理，良好稳定的师生关系对患儿及其家庭会产生有益的影响，而任何命令、阻止或许诺给予奖励的做法都会使得患儿病情加重。那么，在学校老师该如何对待抽动症的学生呢？

（1）借助幻灯或相关书籍，组织患儿所在班级的师生共同学习多发性抽动症的相关知识，例如抽动的常见表现等，使得大家对抽动症有所了解，从而进一步理解患儿的种种奇怪行为和语言。

（2）抽动不能自控，也无法通过抑制而阻止发作，因此老师要尽量阻止加重抽动的各种奖惩行为。

（3）不对患儿的抽动行为做出过多回应。

（4）抽动症是一种神经精神疾病，不是被虐待或不良的家庭关系直接导致的，因此老师应该知道单纯关注患儿的家庭或同学关系是不够的。必要的时候，患儿需要医疗机构或专业人员的帮助。

（5）抑制抽动会分散注意力，增加焦虑的发生，导致患儿课堂表现不佳，因此老师要鼓励患儿在课堂上不要刻意或过多抑制抽动行为，以便将精力更多地放在课业方面。

（6）提供患儿私人空间和短暂的休息时间，允许他们尽情抽动以缓解压力；合理安排患儿的座位，避免把患儿安排在教室前排或中间的座位，以免他们的抽动动作影响到其他同学；避免把患儿安排到靠窗的位置，以减少外界对他们的干扰；允许患儿提前下课，以避免走拥挤的过道；考试等有压力的情境会加重患儿抽动，因此可提供患儿单独的考试场地。

（7）因为太过抑制抽动行为，耗费了患儿大量的精力，使得他们无法集中精力完成功课，同时抽动症患儿存在学习困难，阅读或书写会花费他们较长的时间，因此布置给他们的作业不要太多，作业要简单化，必要时可延长他们写作业的时间或考试时间；患儿还存在书写困难，因此不能因为字迹问题歧视或批评他们；允许患儿使用活页练习纸，以规范他们的字迹。

（8）在不同的时间和地点，患儿的抽动程度是不同的，在家里患儿的抽动要比学校严重，因此教师要经常与患儿家长保持有效和良好的沟通，了解他们在家和在学校的不同表现；随时了解患儿是否正在服用抗抽动药物，这些药物是否存在嗜睡、乏力等不良反应，避免患儿因这些药物的副作用而受到批评或指责。

（9）6～7岁的学龄阶段是抽动最常发生的年龄，教师要特别关注这个年龄段的儿童，及时发现患有抽动症的学生，随时为他们提供各种帮助和支持。

（10）为避免患儿分心，尽量减少他们课桌上不必要的东西，但允许患儿摆弄他们认为特殊的物品。

（11）允许患儿使用划线器、量尺、平板电脑、可视化定时器、可视化日记本、方格纸、计算器等现代工具，帮助他们更好地完成学习任务。

（12）师生间要有良好的互动，老师可帮助患儿制定学习计划，以明确他们要努力的目标和方向。

7 学校如何创造条件防治儿童多发性抽动症

大家通常都认为 TS 儿童很容易在学校被发现，其实这是一种误解。为了避免老师和周遭同学的注意，TS 儿童通常会很好地掩饰自己的病态行为，例如，环顾四周来隐藏眼部抽动，大声咳嗽或大笑隐藏发声抽动，漫无目的地四处走动隐藏躯体的痉挛抽动。因此，虽然他们每天在学校可能会因为抽动而遭遇到各种敏感问题，但这些孩子们掩饰地不露痕迹，所以很难发现他们患有 TS。然而，正是因为这些儿童将大部分注意力和精力放在控制抽动上，使得他们很快成为学校里注意力不集中或故意捣乱的典型。另外，我们在学校里还会发现患有 TS 的学生常出现书写困难，因为这些学生在控制运动和集中注意力方面存在缺陷，所以他们的字迹大多潦草凌乱，清晰整洁的书写对于他们来说是件不容易做到的事情。

面对越来越多这样的 TS 学生，学校该做些什么呢？

晓华，今年 8 岁，上小学二年级，被诊断患有 TS 已经 3 个月了，他主要的表现是频繁转圈、跳跃、侧手翻、扭脖、用脚蹬地，同时还伴发大声喊叫。晓华的班主任李老师了解到他的病情后，在班会上及时向同学们解释了晓华的病情，并鼓励大家提些晓华可以回答的问题。李老师的做法让晓华逐渐明白与人沟通交流对缓解抽动是有帮助的。在李老师的教育和鼓励下，班上两位曾经经常模仿晓华抽动的同学和他成了无话不说的好朋友，这让晓华觉得自己不是一个人在孤单地同抽动做斗争。李老师还在教室外面开辟了一块"特殊区域"，当晓华抽动要发作时，允许他走出教室到"特殊区域"，在那里他可以毫无顾忌地跑跳、发声，尽情释放抽动后，再返回课堂安静地听课。在李老师的建议下，晓华的父母为他雇了一位钟点工，主要负责来回接送晓华，在钟点工阿姨的陪护下，晓华再也不畏惧上下学了。李老师还常常表扬和鼓励晓华，每当晓华对自己患有 TS 感觉无助和难堪时，李老师便安慰他说："我们大家一直都认为你还是原来的你，那个认真、热情、聪明的晓华从不曾离开过大家。"这些安慰的话语令晓华倍感温暖。一年后，在大家的帮助下，晓华的抽动症状奇迹般地减轻了许多。

晓华的故事告诉我们，学校的教育工作者、管理者或相关人员可以通过很多途径和渠道来帮助那些像晓华一样患有 TS 的学生。

（1）加强有关 TS 的宣教

TS 儿童在学校很容易成为被欺负的对象，而操场则是学校很多事件发生的地点，课间休息时间既是 TS 学生释放抽动的时候，也是调皮学生不友好的时候。所以，此时此地应把大家集中起来，进行有关 TS 知识的普及和教育，加强学校师生对 TS 的认识和理解，从而减少 TS 学生在校园被侮辱事件的发生，减轻这些学生解释或极力掩饰抽动所带给他们的压力。

（2）建立顺畅的帮扶和沟通体系

TS 学生在学校里可以与值得信任的老师或其他认识的长者保持频繁的、长期的联系和交流，真正实现一对一的帮扶，使得这些学生有良好的倾诉渠道来释放抽动带给他们的压力，借此减少抽动的发作和反复。同时，TS 学生、家长及学校间的沟通渠道要时刻保持畅通，一旦校园内发生 TS 学生被侮辱事件，大家能够很快聚到一起，及时有效地解决已发事件，尽最大努力把对 TS 学生的不良影响降到最低。

（3）营造宽松的学校氛围

学校可以为患有 TS 的学生设立专用空间，为他们配发通行证，把他们的座位安排在教室后排靠近门口的位置，允许他们必要时出示通行证后离开教室、集会等场所，到那些专用空间去释放抽动，再返回课堂或集会地。这种为 TS 学生提供私下抽动机会的做法，将有助于减少校园内侮人事件的发生，同时也能把 TS 学生对其他同学的干扰降到最低。

对于 TS 学生来说，诸如集会等嘈杂的环境，或转学、到餐厅排队买饭、考试等事件，常会给他们造成更大的压力；而对于发声抽动严重的学生，大声地诵读常常会导致他们陷入窘境。因此，应该尽量免除这些学生参与集会、诵读等活动；或带他们提前访视将要就读的新学校；或在餐厅为他们设立绿色通道，允许他们及他们的一位朋友不经排队，直接到窗口买饭；或为他们提供单独的考场、不限时间地进行考试。种种诸如此类的举措将有助于 TS 学生减轻焦虑。

对于书写困难的学生，可通过教学助手或同学的帮助，或借助电脑、录音笔等信息工具，来协助他们记录课堂笔记；也可以直接复印其他同学已记录好的课堂笔记及作业要求；可为他们创建电子考卷，允许他们使用电脑进行作答或直接口述答案。这些措施将有助于那些手部抽动明显、眨眼频繁、共病 OCD 的 TS 学生的学习。

（4）多鼓励，少批评

TS 学生常常因为各种运动性抽动或发声性抽动而引起老师和同学对他们过多的评论和关注，这常使得他们感觉自己与众不同，自尊心受到很大影响。因此，每当他们获得一点小的进步，或者字迹较以前工整，或者答对了老师提出的问题，或者按时完成了作业，或者注意力比以前集中，或者上课能认真听讲，或者能和同学一起讨论问题等，老师都要适时给予鼓励和表扬，使他们产生成就感；即使存在某些不足或错误，也不要直接批评或少批评，这种做法将有助于 TS 学生减轻抽动。

8 怎样正确对待多发性抽动症儿童

李斯，今年 12 岁，上小学 6 年级，患有多发性抽动症。他的症状主要为咳嗽、清嗓、突然点头、随意扔东西。每当紧张、焦虑的时候，这些症状就表现得更加明显。尤其是学习数学时，李斯一看到与数字相关的内容，他就头痛，抽动、发声的动作频繁而不能控制。起初，老师以为他在故意扰乱课堂秩序，同学们也都把他看作是个会作法的"巫师"，李斯因此很自卑。

后来，父母带李斯去看专科门诊，了解到原来有很多小朋友和李斯一样，也患有多发性抽动症，也知道了这种病是不受控制的。后来，李斯的父母和老师进行了多次沟通，老师逐渐明白李斯的行为是一种病态，不是故意在和老师作对，对李斯的要求也不再特别严格，不要求他样样完美，只要求正确就好；而且老师变得更加和蔼可亲，常常会问李斯是否需要帮助或是否需要休息一下。在老师的协助下，他的同学们也对多发性抽动症有了正确的认识，大家不再像以前那样，对李斯指指点点，品头论足，大家都对李斯给予鼓励和关心。在过去的几年里，正是由于周遭人的鼓励和帮助，李斯才能够满怀信心地像其他同龄的孩子一样上学。对此，李斯一直对周围善待他的人怀有感恩之心，心态的平和使得他和同学相处更和睦，病情也减轻了许多。

9 家长如何树立多发性抽动症患儿的自信心

抽动症儿童时常会受到各种生活压力，也常会显得茫然无措，时间久了，孩子的自信心会受到影响，因此家长们要注意从小培养其自信心。

自信心是一个人对自身力量的认识和充分估计，是一种良好的心理品质，也是一个人克服困难、自强不息、取得成功的内在动力。一位哲人曾经说过：谁拥有了自信谁就成功了一半。幼儿期是个性品质可塑性较强的时期，从小培养幼儿相信自己力量的心理品质，无论对个体的身心健康发展，还是提高群体素质都有不可低估的作用。

孩子的自信心与父母对孩子的评价和期望有着密切的关系。作为家长要做到以下几点：

（1）家长多给孩子锻炼的机会，培养自信心

孩子的成长速度是很快的，每一天都会有变化。有的家长总是认为孩子还小，尤其多发性抽动症的孩子能力弱，因此过多的干涉孩子的生活，凡事包办，久而久之就会使孩子的各种能力真的变弱了。所以家长应多为孩子提供锻炼的机会，要经常告诉自己的孩子，他们不但有能力把所做的事情干好，而且完全有能力处理生活中出现的各种难题。家长可以在日常生活中让孩子从生活自理开始，多鼓励孩子做力所能及的事，如帮父母买东西、扫地、擦桌子、洗自己的袜子等，父母应对孩子进行适当的指导及鼓励，帮助孩子完成目标，这也是培养孩子自信心的好方法之一。

（2）让抽动症患儿体验成功的喜悦，增强自信心

正常的孩子常能获得成功的积极体验，很少产生过分沮丧和自卑，而多发性抽动症的患儿成功的体验较少，容易受到同学的嘲笑，自信心容易受伤。所以家长要注意为孩子创设能够充分表现自己和体验成功的机会，如家长在家和孩子做动手动脑游戏，先从简单的开始，让孩子先体验成功，树立信心；又如在与家长进行比赛性质的游戏中，家长故意输给孩子，让孩子体验成功。但家长在帮助孩子获得初步成功体验的同时，要逐步提高要求，由浅入深，由易到难，使孩子不断提高能力，获得更大的成功，从而增强自信心。

（3）挖掘孩子的优点，建立自信心

家长对多发性抽动症的孩子有积极的评价，并且认可孩子的良好表现，孩子的自信心就会得到重要的精神滋养；反之，家长对患儿失去信心，孩子自信心的支柱就会被摧毁。每个孩子都有自己的特性，抽动症患儿在很多方面都弱于正常儿童，但每个孩子都有自己的优点，家长应多观察孩子，发现孩子身上的闪光点，在孩子表现好的时候多多表扬他、鼓励他，让孩子在不断得到家长的肯定后建立自信心。

（4）教会抽动症患儿面对挫折，树立自信心

多发性抽动症患儿在生活中遭遇挫折是常有的事，如果处理不好，就会伤害孩子的自信心，时间长了，就会使孩子丧失信心，自暴自弃。家长应教会孩子从另一个角度去考虑问题。任何事物都是有好有坏的，应该让孩子了解到每个人都会有失败和挫折，而且失败和挫折是不可避免的，还要让孩子知道，失败是例外、是过程，成功是必然的、是最后的。家长应鼓励孩子面对失败的挑战时愿意付出努力，久而久之，孩子才会养成乐于尝试，勇于克服困难，敢于面对挫折的良好心理品质，树立良好自信心。

（5）父母要注意自己"身教"

如果孩子知道自己父母在努力学习、工作，而且言行一致，并常常取得成功，便会对自己生活的环境充满自信，从小立志成才。孩子不良行为在惹大人生气时，也是他最需要父母慈爱的时候。父母应用慈爱的心去引导孩子克服那种不良行为。

10 老师如何树立多发性抽动症患儿的自信心

父母是孩子的第一任教师，但每个孩子的成长都离不开家庭 – 学校 – 社会这个特殊的大环境，老师在孩子的成长教育中发挥着重要的作用。

幼儿园时期正是孩子开发智力、培养一切行为习惯的最佳时期，所以老师要和家长密切配合，相互了解，经常交流，了解孩子在幼儿园及在家的表现，针对不同孩子采取不用的方法，对每个孩子实施正确的引导教育，在一点一滴中，在循序渐进中逐步培养孩子的自信心。

自信心是幼儿成长道路上的基石，是学习过程中的润滑剂，是生活中必不可少的勇气。因此，老师可以通过各种活动，使幼儿学会辩证地认识自我，既看到自己的优点，又发现自己的不足，使他们在一次次地尝试、探索、创造中，不断地证实自己，增强自信心。

（1）赏识和信任，树立其自信心

教师的微笑、点头、抚摸等都是给予幼儿的信任和支持。患儿也会在老师信任的目光、支持的话语中，重新树立起自信。心理学家认为：人在满足了生理需求后，人性中最本质的需要就是渴望得到赏识。就其精神而言，每个幼小的生命仿佛都是为赏识而来到人间的。著名教育家陶行知先生也曾指出，教育孩子的全部奥秘就是在于相信孩子和解放孩子。近年来有学者把这句话概括为赏识和信任孩子，教师的言行对幼儿自信心的树立有着很大的影响。

（2）注重实践，因材施教，激发其自信心

自信心是在实践中培养起来的，因此幼儿无论在家或在幼儿园，都应该为其创设一些自我锻炼的机会，做一些力所能及的事。平时，要多给孩子一些展示自己的机会。如：在班级语言区开展"我做什么最棒"的活动，让幼儿互相交流，向同伴介绍自己喜欢做什么，做什么最好，内容包括学习、生活两个方面。通过这样的活动不但能使幼儿明确自己的优点和长处，更能激发幼儿的自信，使幼儿懂得取长补短的道理。

在注重实践的同时，还应注重个体差异，做到因材施教，如在折纸活动中，对待能力差的幼儿，教师可以先折出印痕来；对待能力一般的幼儿，只需在难点上加以指导；对待能力强的幼儿，可先引导看示意图学习折纸。这样，在活动中，教师针对不同的幼儿给予不同的要求，幼儿经过自身的努力，都完成了任务，看到自己的能力及作品。

（3）体验成功，表扬鼓励，增强其自信心

成功的快乐是一种巨大的鼓舞力量，成功的积极体验会增强幼儿的学习动机，激发幼儿再尝试的欲望。因此我们应帮助孩子获得能力，使孩子实现成功的愿望。著名的教育家盖杰说过：表扬是一种最廉价、最易于使用且最有效的，但也是最容易被人们忽视的一种激发学习动机的方法。由于幼儿的知识、经验和能力是有限的，有的事情他们经过努力能做到，有的事情就算怎么努力，也暂时做不到，在这个时候，我们不要勉强孩子，应该适时给予帮助，并及时给予表扬和鼓励。如有个小朋友不喜欢画画，一次春游后的作画，她的作业本上画的全是绿色，老师问她："你这画的是什么呀？"她回答说："是大海。"老师惊讶地问："大海为什么是绿色的呀？""小朋友们在海边吃黄瓜时，把黄瓜扔进了大海，把大海染绿了。"多么富有想象力啊。于是，老师把她的作品挂在展览栏里，向全班小朋友肯定并表扬了她的作品，希望所有的小朋友，都能像她一样，画出与众不同的作品。

11 家庭和学校间如何互动和沟通

家庭和学校的环境不同，抽动症患儿的表现因此而不同。家庭环境相对安全和安静，生活空间相对独立，除父母外，没有其他的人对他们的抽动动作或发声进行太多的评论，因此当一整天都在学校努力控制抽动的患儿回到家后，可能会彻底地释放抽动，会有各种抽动动作或多种发声，抽动会持续较长的时间，也可能爆发冲动攻击行为，破坏家具、自伤或伤害家人。如果患儿在学校未受到干扰，或行为被患儿刻意抑制和掩饰，患儿的行为表现可能会与其他同学一样。因此，教师和家长对患儿抽动的评价和认识是不同的。因此，家庭中父母或保育员和学校中教师间的互动和沟通很重要。双方要保证互动和沟通渠道畅通，要经常联系。

（1）教师怀疑学生可能患有抽动症时，应坦诚并及时通知或告知学生家长。有些家长习惯了患儿的轻微抽动行为，认为这些小抽动可能是患儿的不良习惯，未意识到抽动是一种病态表现，或患儿在家未表现出学校那么明显的抽动症状。教师的反映可以帮助患儿家长及时求助或咨询相关医疗机构和专业人员，诊断或排除抽动症。

（2）对于已确诊抽动症的学生，如果教师在学校注意到他们出现新的抽动行为，或发生了欺侮其他同学的事件，要及时告知患儿家长或相关保育人员，以减少患儿对家庭造成的伤害。

（3）患儿的家长在学校要有相对固定一个联系人，当患儿在家遇到诸如学习方面的困难时，可以及时与他取得联系以获得帮助。

12 如何通过行为习惯的培养预防多发性抽动症

实践证明，良好的行为习惯可以降低多发性抽动症的发生概率。幼儿正处于人生的初始阶段，一切都要学习，可塑性强，自控能力较差，既是养成良好行为习惯的关键时期，又是沾染不良行为习惯的危险阶段，如果不适时培养良好的行为习惯，便会错失良机，甚至养成不良行为习惯。而积习难改，习惯成自然，会给将来的发展带来难以弥补的缺憾。著名教育家叶圣陶先生说："什么是教育？简单一句话，就是要养成良好习惯。"有了良好的生活习惯，就为形成良好的道德习惯、劳动习惯、卫生习惯等打下了基础。

（1）通过循循善诱的方式向幼儿提出明确而严格的要求

家长在提出要求的时候，要做到要求合理。根据幼儿能力，提出的要求逐步提高，循序渐进。初始只需要幼儿掌握简单的生活规则，如上课的时候，要安静地坐好，不妨碍别人等。接着提出关于社会行为的要求，如待人要有礼貌，看到老师、阿姨要问好，接受别人的礼物，或者得到帮助要道谢等。

当向幼儿提出要求的时候，注意做到内容具体、明确，语言通俗、简练，适合幼儿的年龄特征。如要求幼儿上课时要认真听讲，不要做小动作。可以这样告诉幼儿：在老师讲课的时候，不可以离开座位，要听从老师的安排；在午睡时将脱下的衣服裤子叠好放在固定的地方……这样要求具体明确，幼儿才好照着去做。

（2）通过不断鼓励的方式让孩子慢慢养成良好行为习惯

幼儿的意志力不足，注意力很难长期集中。根据幼儿的这个特点，可采取不断鼓励的办法，矫正幼儿不良的行为。如大家在上课的时候，往往有个别小朋友不能在座位上久坐，到处走动，老师就给他一个暗示，提醒他回到座位听讲；当小朋友上课时发出奇怪的叫声时，就提示他要安静。当幼儿受到鼓励的时候，为了从自己的行为中获得愉悦，他们也会自觉地制止那些不好的行为。

（3）通过游戏活动，让孩子逐渐养成良好的行为习惯

游戏是儿童生活的重要部分，儿童在游戏时心情愉快，思维活跃，接受能力强。儿童可以通过游戏的过程学会如何正确处理人与人之间的关系，比较容易形成一些良好的品质。同时，一些不良的行为习惯在游戏的过程中也会表现出来，有利于家长和教师及时发现，并给予纠正。小朋友们在一起做游戏难免会有冲突，会有争执，老师发现问题时要教育小朋友们讲文明，懂礼貌，同伴之间要互相谦让，争做好孩子。

（4）帮助孩子矫正不良的行为习惯

儿童常常会从细小的过错中，慢慢养成不良的行为习惯。在日常生活中常常发生这样的事情：有些幼儿容易发脾气，躺在地上拼命用两只

小脚踩地板，大哭大叫；有些幼儿喜欢玩某些玩具的时，就要别人无条件地交给他……家长对这些行为不能采取姑息的态度，任由它发展下去。有的孩子吃饭不专心、东张西望、吃得很慢，老师可以列出奖励标准，如果吃饭吃得认真、不讲话、吃得较快、不挑食，就可以得到一朵小红花。老师也给全班幼儿提出要求，进步大的可以荣获"好孩子"的称号。这样，有不良习惯的孩子会逐渐改掉吃饭不专心的坏习惯，逐渐养成良好的就餐习惯。

（5）通过老师以身作则给幼儿做表率

正如古人所言："言教不如身教，其身正，不令而行；其身不正，虽令不从。"所以教师应规范自己的言行举止，为幼儿起表率作用。每个孩子都有很强的可塑性和模仿能力，孩子接触最多的就是家长和老师，而且孩子都愿意听从老师的话，认为老师说的话就是正确的，他们喜欢模仿老师的行为举止，对老师言谈举止，观察最细，感受最强，而且不加选择地模仿老师的言行。对于幼儿，老师的话可以说是"最高指示"，经常可以听到有的孩子为自己的言行辩解："老师就是这样说的……"因此，教师应注意从自身做起，严于律己；凡要求孩子们做的，自己首先做到；不让孩子做的，自己千万不能违反，一旦违反，要勇于在孩子们面前承认错误。

专家提醒：

早期发现并及时纠正小儿的不良习惯，对于预防和减轻多发性抽动症是很重要的。培养幼儿的良好行为习惯是一件任重道远的事，必须贯彻落实在幼儿每日生活的各个环节。家长及老师要严格要求，反复抓，抓反复，让幼儿养成良好的习惯。

13 多发性抽动症患儿预后如何

近年来发现，大部分 TS 患者到了青春期抽动症状可以明显好转，甚至完全消失，但由于病因尚未明确，治疗主要是控制症状，且需长期服用药物来维持。此外，也有部分 TS 患者较难治疗，症状迁延使患者感觉痛苦不堪。所以如果发现孩子患了抽动症，要积极治疗，预防控制病情的发展。

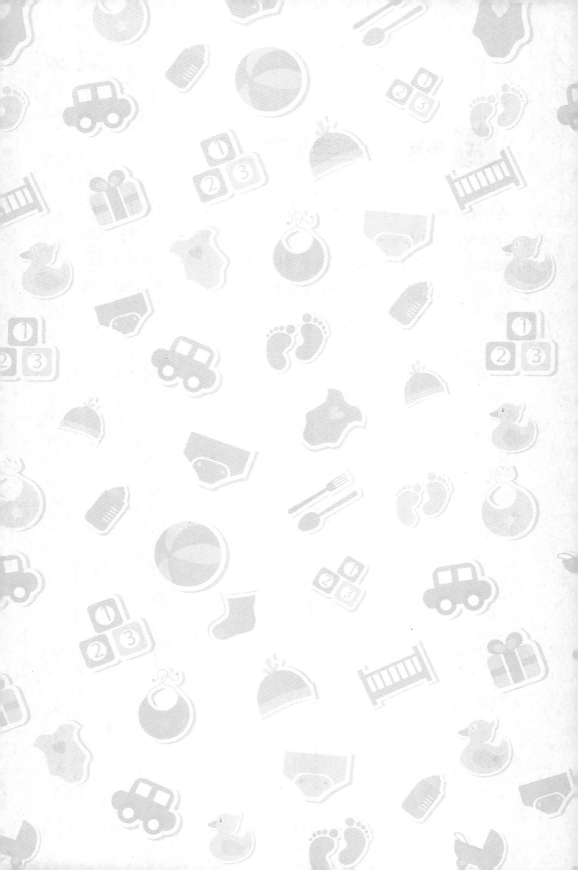

小 儿 抽 动 症

NO.8

患了抽动症，患儿该怎么办

1 患儿可以在学校释放抽动吗

小胖今年 9 岁，患有抽动症 3 年余，父母担心孩子在课堂上抽动会影响学习，同时也担心会影响别的小朋友，所以小胖的父母要求小胖在课堂上控制自己的抽动症状，要求小胖上课专心听讲，不许眨眼、发声等。那么，小胖在课堂上努力控制抽动的同时真的能专心听讲吗？这样对小胖的生长发育真的有益吗？

有人说为了集中精力上课，最好不要在学校释放抽动。但其实这是很难做到的事情，因为抽动动作无法自己控制。虽然注意力集中时，抽动会短暂得到控制，但部分患儿因为在课堂上尽力控制抽动的发作，反而不能集中注意力听课。同时我们还发现，部分患儿因为在学校努力克制抽动，心情变得很糟，放学回家后抽动会接二连三地大爆发。

专家提醒：

当患儿预感到自己即将发生抽动时，最好告诉老师，得到允许后暂时离开教室，到校园里人少的地方去尽情释放抽动。或者在课间休息时间，到无人注意的地方释放抽动。

2 患儿需要将患有抽动症的事实告诉自己的老师、同学和朋友吗

　　洋洋今年 6 岁，也是一名抽动症患者。平时上课时洋洋有时会偷偷地释放自己的抽动症状，但偶尔会被老师发现，老师以为洋洋故意调皮，批评洋洋是个坏孩子。洋洋的抽动症状被同学看见了，同学会嘲笑洋洋是个"怪物"，洋洋脾气很暴躁，经常和小朋友们打架。面对老师的不理解和同学的嘲笑，洋洋到底该怎么办？

　　有时候，患者不愿意将患有抽动症的事实告诉自己的老师、同学和朋友，这是可以理解的。但有时患者会不小心因为抽动发作冒犯或影响到他们，所以最好将病情告诉他们，否则会引起不必要的误解、歧视和批评，反而加重抽动。患者需要鼓足勇气，大胆地告诉老师自己患有抽动症，避免被无辜批评；告诉同学自己患有抽动症，避免因为影响到他们而不停地自责、道歉和被嘲笑；告诉朋友们自己患有抽动症，避免他们因为听到或看到你的窘相而产生奇怪的想法；告诉超市里或马路上被抽动动作冒犯到的陌生人自己患有抽动症，以获得他们的理解。告诉别人自己生病了，确实需要很大的勇气。目前世界各国都有自己的抽动症协会或组织，有相应的抽动症徽标、标志、腕带或宣传手册，如果是其中的一员，如果患者无法开口对别人说自己是抽动症患儿，则可以向周围的人出示这些标志性的东西，或者给他们写信或卡片，从而在沉默中得到大家的理解和支持。

专家提醒：

　　患者需要诚恳地将患有抽动症的事实告诉自己的老师、同学和朋友，以获得大家的理解和支持，避免不必要的批评、指责和嘲笑。同时患者因为不需要时刻控制抽动发作，心情会变得更轻松，抽动也会相应减少。

3 抽动症患儿是否与众不同

　　患有抽动症并不意味着与众不同，患者应该知道，你仍然是这个世界的一部分，仅仅是某些方面有些不同而已，而每个人都是独立的个体，或多或少都与别人有所不同。就如同有些人眼睛近视要戴近视眼镜，有些人听力障碍要戴助听器一样，患有抽动症就必然会出现不自主的动作或发声。因此，从某种意义上讲，你和别人是一样的。你只是有些时候不能控制自己，当然可以寻求药物治疗，或者做瑜伽，或者寻求专业机构的帮助来减少或者控制抽动。但所有这些都不会使得你变得与其他人有什么不同，记住：你仍然是你，你并不孤单。

专家提醒：

　　抽动症患者因为周围人的不理解和同学的嘲笑，有时会认为自己与众不同，认为自己是被歧视的另类，老师和父母要帮助患儿拥有积极、乐观的心态。

4 激发抽动的因素有哪些

事实上激发抽动的因素有很多，兴奋便是因素之一。兴奋是人的情感体验，往往不分时间、地点，可随当时的情境而发，令人感到兴奋的事情常常会诱发或加重抽动。想想看：当你去朋友家做客或去观看一场电影时，抽动是否变得难以控制？有时候某句话会诱发你的抽动，如有人说你怎么抽动了，你的抽动是否会开始发作？如果诱发你抽动的话语是饼干，那么当有人提到饼干的字眼时，你是否会抽动起来？甚至有时候某些画面或写下来的文字会诱发抽动，有时候别人的某个动作也会诱发抽动。

专家提醒：

几乎任何因素都可能诱发抽动，所以抽动的诱因无处不在，无时不有，防不胜防。

5 怎样减轻或缓解抽动

晶晶今年 7 岁，患有抽动症 1 年余。晶晶很爱画画，晶晶妈妈给她买了很多漫画书，晶晶几乎每天放学后都要画画，妈妈发现晶晶画画的时候抽动症状发生的次数较少，即使发作症状也比较轻。这是为什么呢？孩子做自己喜欢的事情可以治疗抽动症吗？

通过观察发现，当患者的注意力转移到自己喜欢的事情上时，抽动会减轻。保持平静是一种有效的方法，当患者太过兴奋的时候，可以尝试着使自己安静下来，这样会对缓解抽动有所帮助。药物可以减轻或缓解抽动，这是因为这些药物使患者疲倦或嗜睡，进而变得安静下来。耐心也很重要，耐心会使得患者采用更多的策略和方法来减轻或缓解抽动。当然还有许多方法可以减轻抽动，但每个人适合的方法只有那么几种，而且这几种方法不是所有的时候都奏效。

专家提醒：

分散注意力可以减轻或缓解抽动。当患者的抽动症状即将或已经发生时，可以将注意力转移到自己喜欢的事情上。

6　抽动冒犯到陌生人，患儿该怎么办

琪琪今年 10 岁，患有抽动症 2 年余，父母带琪琪去游乐场时发现琪琪经常不由自主地用手打身边的小朋友，或用脚踢别人，经常把小朋友打哭。琪琪的妈妈经常批评他，可是琪琪仍然不能改掉自己的坏习惯。琪琪为什么爱打人呢？

抽动常常使患儿做些不合适的事情，但自己却无法控制。如果患儿因为抽动而冒犯到身边的陌生人，需要做的是向他们道歉，并对他们解释自己患有抽动症。这是很重要的，适时的解释和说明会加深陌生人对患儿行为及言语的理解。一旦患儿勇敢的开口，下一次再说对不起就不是一件很难的事情。如果患儿确实很难开口，可以从抽动症协会网站上

复制有关抽动的标识或图片，出示给陌生人，间接告诉他们自己患有抽动症。

专家提醒：

　　多发性抽动症患儿年龄尚小，往往缺乏是非观念，自我控制能力差，经常不能正确认识到自己所犯的错误，再加上责任意识不足，通常在做错事后不懂得如何道歉。在家庭教育中，让孩子学会道歉是一门不可缺少的功课。当孩子有错误的行为产生时，父母需要在第一时间教导孩子什么是正确的行为并且勇于认错，让孩子从小就养成好的行为习惯，并让此习惯变成自然。

7 抽动症会传染吗

　　小米是一名 3 年级的学生，患有抽动症已经 2 年余。同学们看到小米的抽动症状，感觉小米很奇怪，有的同学散布谣言说小米的抽动症状是会传染的，于是小朋友们都不敢靠近小米，在学校里小米没有朋友，被大家排斥。小米自己很困惑，自己的病真的会传染给大家吗？

　　抽动症是一种神经精神障碍性疾病，是一种缺陷病，不是像流行性感冒一样的传染病，因此不会通过接触或谈话互相传染。患者不用担心自己的抽动会传染给其他人。如果患者不介意别人知道自己患有抽动症的话，完全可以融入周围的人群中，自由自在地与他们相处。

专家提醒：

　　多发性抽动症不是传染病，老师要告诉每个同学抽动症是不会传染的，同学们不要排斥抽动症患儿；患儿家长也要告诉自己的孩子他不是传染源；抽动症患儿要主动和小朋友们做朋友，积极参加集体活动。

8 当抽动要发作时，患儿该如何处置手中的物品

　　许多抽动症患儿会不择时间和地点地扔东西或砸东西。设想下面的情境，患儿该怎么办？患儿的手中拿着一个杯子，此时患儿预感到拿着杯子的手和上肢的肌肉发紧，甩手的动作即将发作。如果此时患儿尽情甩手，那么扔出的杯子可能会伤到周围的人。如果患儿甩手前及时扔掉手中的杯子，那么就可以避免误伤他人。虽然要做到这点不太容易，但当患儿感到抽动要发生时，还是要学着先放下手中的东西，不管接下来发生什么事情，都要相信一切会好起来的。

9 青春期患者如何认识自身

　　小曼今年 15 岁，患有抽动症多年，现在是一名初中生，进入青春期的她开始注意自己的形象，每天把自己打扮得很漂亮。可小曼有时会莫名其妙地发脾气或忧伤，上课期间有时会不由自主地抽动，她自己很尴尬，觉得很丢人，不知道自己究竟怎么回事。

处于青春期的患者常常会莫名地发脾气或忧伤，抽动发作的次数有时会增加，尤其当课堂上患者的抽动影响到自己和周围同学的时候，会很尴尬和懊恼，患者也许会问自己：我究竟怎么了？我究竟是谁？其实这没什么，患者只是像个别处于青春期的抽动症孩子一样，病情发生了波动。这时候的患者更需要了解抽动症是怎样的疾病，它对自己的阅读、书写或计算能力产生了怎样的影响，了解自己正在服用的抗抽动药物可能会带来怎样的不良反应。

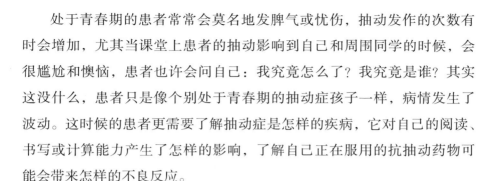

专家提醒：

　　青春期抽动症患者需要计划自己的个人教育项目，需要清楚地知道自己的优势和缺点（身体抽动、冲动、管理功能障碍等），这样才能更深入地了解患有抽动症的自己。